半脑世界

一位脑科学家的
中风体验

[美]吉尔·泰勒——著

黄蕾——译

CTS K 湖南科学技术出版社·长沙

这本书献给吉吉。

谢谢你，妈妈，我心智的恢复得益于您的帮助。

我人生最初以及最大的福祉，就是成为您的女儿。

还要以此书纪念我的爱犬尼娅。

你的爱无与伦比。

致　　谢

　　亲爱的读者，请接受我最诚挚的谢意，感谢您将书中的信息分享给家人、朋友和所爱之人，他们会因为您的分享而看重它们。我相信这本书会通过某种方式抵达所需之人，而您，则是信息流转的关键。

　　我对本书的团队充满感激，这些出色的人一道促成了《半脑世界——一位脑科学家的中风体验》。特别感谢我的经纪人凯瑟琳·多明戈博士、我的文学代理人和律师艾伦·斯蒂弗勒，以及辛勤而慷慨的维京企鹅图书的团队：克莱尔·费拉罗、温蒂·伍尔芙、亚历山德拉·卢萨尔迪、卡罗琳·科尔伯恩、路易斯·布雷弗曼、哈尔·费森登、玛尼莎·查克拉瓦蒂和安娜·斯特诺夫。谢谢你们帮我把本书的信息传递给世界。

心贴心，脑连脑

　　每个大脑都有一个故事，我的也不例外。10 年前，我在哈佛大学做研究，并给年轻医生们上课，教授有关人类大脑的知识。然而在 1996 年的 12 月 10 日，我自己给自己上了一课。那天早晨，我的左脑经历了一次罕见的中风。我的脑中有一处之前未被查出的先天畸形的脑血管突然破裂，导致了一次严重的脑出血。在短短的 4 小时之内，透过好奇的大脑解剖学家（神经解剖学家）之眼，我见证了自己的大脑处理信息的能力丧失殆尽的过程。那个上午结束的时候，我已经无法走路、讲话、阅读、写字，也记不起生活中的任何事。我感觉自己像一个蜷缩着的胎儿，精神已向死亡屈服，丝毫没有想过还能有机会将自己的故事与他人分享。

　　《半脑世界——一位脑科学家的中风体验》这本书依照时间顺序，记录了我如何潜入了意识这个沉默的无形深渊，在那里，我存在的本质被包裹在内心深处的平静中。这本书是我学术研究和个人经历与洞见的汇编。据我所知，这是第一本由一位从严重的脑出血中完全康复的神经解剖学家记录书写的作品。我很开心这些文字的诞生，或许它们能对这个世界大有裨益。

最重要的是，我很感激还能活着，我为此刻拥有的时光感到庆幸。最初的时候，很多美好的人对我施以援手，他们无条件的爱激励着我忍受康复之苦。多年以来，我一直坚持康复训练，是因为一位年轻的女士曾经联系我，她迫切地想要知道为什么死于中风的母亲去世前没有拨打"911"。也是因为一位满心忧虑的老先生，他担心妻子在去世前昏迷的那段时间里遭受了巨大的痛苦。为了那些打电话来寻求方向和寻找希望的照护者，我一直与我的电脑绑在一起（我忠实的小狗尼娅就趴在我的腿上）。为了社会上这一年中将会遭遇中风的70万人（和他们的家庭），我坚持着写书这项工作。哪怕只有一个人读了"中风的早晨"这一章，识别出中风的症状并寻求帮助，并且越早越好，那么过去数十年中我的努力就值得了。

本书分为四部分。第一部分"吉尔中风前的生活"将告诉你在我的大脑"宕机"之前，我是怎样的人。我讲述了自己为什么会成长为一名脑科学家，讲述了我的学术生涯、我的主张，以及我个人的追求。我以前的生活可谓相当不错。作为哈佛大学的一名脑科学家，我在美国精神疾病联盟（National Alliance on Mental Illness，NAMI）任职，并以"行吟科学家"的身份巡游全国。在这个简短的个人介绍之后，我会介绍一些简单的科学知识，以便帮你理解发生中风的那天早上，我的大脑经历了哪些生理状况。

如果你很好奇中风是什么感觉，可以阅读"中风的早晨"等章节。在此，我将与你共赴一场不寻常的旅程，你将透过一位科学家的双眼，见证我的认知能力是如何一步一步衰退的。随着脑内出血面积越来越大，我把我所经历的认知衰退与潜在的生物学变化关联起来。作为一名神经解剖学家，我不得不承认，在中风期间我所学到的有关大脑和其功能的知识，不亚于我在多年的学术生涯中学到的。那个早晨即将结束的时候，我的意识转化成了一种我与宇宙合为一体的感觉。从那时起我开始明白，人们是如何能够拥有一种"神秘的"或"形而上学的"体验的——相对于大脑的解剖结构而言。

如果你所认识的人中，有人经历过中风或者其他脑部创伤，那么书中有关恢复的章节将十分有价值。我将以时间为序分享我的康复过程，这部分内容包含了为了完全康复，我需要的（或者不需要的）50个小贴士。为了方便查阅，我把"中风康复建议"列在书末。希望你可以把这些信息分享给能从中受益的人。

最后，"内心的洞见"这部分讲述了中风教给我的有关大脑的事。从这一部分中你会发现，这本书讲的并不全是中风。确切地说，中风是一个创伤性事件，我内心的洞见由此而生。人类的大脑美妙而具有适应性，它与生俱来地能够不断适应改变、恢复功能，这才是本书的主旨。最重要的是，这趟旅程直抵我右脑的意识，使我沉浸在内心深处的平静之中。我唤醒了左脑的意识，为的是帮助其他人无须遭遇中风就能实现同样的内心平静。希望各位都能享受本次旅程。

目　　录

目　录

第一章

吉尔中风前的
生活

我是一位专业的并发表过学术著作的神经解剖学家，成长于印第安纳州的特雷豪特。我的一个哥哥被诊断为精神分裂症，他只比我大18个月。他是在31岁那年被正式确诊的，但其实在此前的好几年中，他就已经表现出明显的精神病征兆。在我们的童年时期，他体验现实世界和做出反应的方式就与我大相径庭。这使我年纪轻轻就对人类大脑颇为着迷。哥哥和我明明经历了同样的事，但之后对事情的解读却南辕北辙，这简直匪夷所思。这种在认知、信息处理和信息输出上的差异，促使我想要成为一名脑科学家。

20世纪70年代末，我在印第安纳州布卢明顿的印第安纳大学开始了我的本科求学之路。正是由于哥哥与我之间的交流互动，我渴望了解神经学层面上的"正常"是什么。在那时，神经科学是非常年轻的学科领域，以至于印第安纳大学并没有将其列为正式专业。我同时学习了生理心理学和人体生物学，尽可能多地学习与人类大脑相关的知识。

我在医学界的第一份正式工作对我的人生大有帮助。当时我被聘为特雷霍特医学教育中心的实验室技术员，该中心是印第安纳大学医学院的一个分支机构，位于印第安纳州立大学校园内。我的时间被平均分配，不是花在了医学大体解剖学实验室，就是花在神经解剖学研究实验室。整整两年，我专注于医学教育，随后在罗伯特·墨菲教授的指导下，我迷上了人体解剖。

我跳过硕士学位，用随后的 6 年时间攻读印第安纳州立大学生命科学系的博士学位。我的课程以医学院一年级的课程为主，研究的专业是神经解剖学，导师是威廉·安德森教授。1991 年，我获得了博士学位，自信能够在医学院教授人体大体解剖学、人体神经解剖学和组织学。

1988 年，我在特雷霍特医学教育中心和印第安纳州立大学工作和学习的这段时间，我哥哥被正式诊断为精神分裂症。从生物学的角度来说，他是在这个世界上跟我最亲近的人。我很想知道为什么我就可以拥有梦想，让梦想与现实交融，并实现梦想；而为什么我哥哥的大脑就如此不同，以至于他的梦想变成了妄想，与现实之间存在着断层？我渴望研究精神分裂症。

从印第安纳州立大学毕业后，我获得了哈佛医学院神经科学系博士后研究职位。我和罗杰·图特尔博士一起，花了两年的时间研究颞中区的定位，这个区域位于大脑视皮质中负责跟踪运动功能的位置。我之所以对这个项目很感兴趣，是因为大多数被诊断为精神分裂症的人，在注视移动物体时会出现眼睛行为异常。在协助罗杰博士确定了颞中区在人类大脑中的解剖学位置后[1]，我跟随着内心的指引，转到了哈佛医学院的精神病学系。进入麦克莱恩医院弗朗辛·贝内斯教授的实验室工作成了我的目标。贝内斯教授是世界著名的专家，主要从事与精神分裂症相关的大脑尸检研究。我相信在这里我能有所作为，帮助那些与我哥哥罹患同样疾病的人。

就在我去麦克莱恩医院任职的前一周，我和父亲哈尔飞往迈阿密参加了1993年的美国精神疾病联盟年会[2]。我父亲是一位退休的圣公会牧师，拥有咨询心理学博士学位，一直以来都是社会正义的倡导者。我们都很期待参加这次会议，以便深入地了解美国精神疾病联盟，并把我们的力量融入其中。美国精神疾病联盟致力于改善严重精神疾病患者的生活，是这类团体中规模最大的一个民间组织。在当时，有近4万个家庭都是该组织的成员，这些家庭中都有挚爱的亲人患精神疾病。现在，该组织的成员已接近22万户。美国精神疾病联盟负责开展全国性的工作，其下属的州级组织则在各州开展工作。除此之外，该联盟还有1100多个附属机构分布于全国，从社区层面为家庭提供支持、教育和宣传机会。

这趟迈阿密之旅改变了我的人生。那些患有严重精神疾病的个人以及他们的父母、兄弟姐妹、子女组成了近1500人的

1　R. B. H. Tootell and J. B. Taylor, "Anatomical Evidence for MT/V5 and Additional Cortical Visual Areas in Man," in Cerebral Cortex (Jan/ Feb 1995) 39-55.

2　网址：www.nami.org。电话：1-800-950-NAMI。

团体，为了寻求支持、教育、宣传和相关研究的议题而聚在一起。一直以来，我都没有意识到我哥哥的精神病对我的人生产生了怎样深远的影响，直到我遇到其他精神病患者的兄弟姐妹。那几天里，我发现了这样一群人，他们能够理解我因为哥哥被精神分裂症夺走而产生的痛苦。他们也明白我们一家为了让哥哥得到好的治疗而付出的艰辛。这些家庭组成团体，抗议与精神疾病有关的社会不公和污名。他们借助与精神疾病生物学基础有关的教育项目，提升自己和大众的相关知识。同样重要的是，他们团结了从事大脑研究的人，共同寻找治疗方法。我感觉自己在正确的时间出现在正确的地点。我是一个精神病患者的妹妹，一个科学家，而且对帮助与我哥哥同病相怜的人怀有热情。在我的灵魂深处，我觉得自己不仅找到了一个值得为之努力的理由，更仿佛加入到一个大家庭中。

迈阿密会议结束之后的一周，我振奋地来到麦克莱恩医院，渴望跟随弗朗辛·贝内斯教授，在结构神经科学实验室开启我的新工作。对于以研究精神分裂症生物学基础为目标的尸检工作，我兴奋不已。弗朗辛是一位了不起的科学家，我亲昵地称她为"精神分裂症女王"。仅仅是观察她如何思索、如何探究，以及她如何将获取的零碎信息整合在一起，就让我感到无比快乐。她在实验设计上展示出创造力，管理实验室时又是那么的坚韧、精准和高效，能够亲眼见识这些简直是种荣幸。对我来说，这份工作就是梦想变成了现实。研究精神分裂症患者的大脑，更给我带来了一种使命感。

然而，在我新工作的第一天，弗朗辛就把我吓了一跳。她告诉我，精神疾病患者的家庭很少捐献患者大脑，使得用于尸检的脑组织长期短缺。我简直不敢相信。我刚刚参加完美国精神疾病联盟的全国会议，与数百个家庭共度大半个星期，这些家庭中都有成员被确诊患有严重的精神疾病。美国国家精神卫生研究所的前任所长卢·贾德博士主持了这次研究会议，几位顶尖科学家介绍了他们的研究成果。美国精神疾病联盟的成员家庭都热衷于分享和学习有关脑研究的知识，然而捐赠的脑组织竟然短缺，这让我觉得难以置信，我认为这是公众对此问题认识不足。我相信一旦美国精神疾病联盟的成员家庭知道用于研究的脑组织短缺，他们就会在联盟内部倡议大脑捐赠以解决这一问题。

第二年（1994年），我被选为美国精神疾病联盟全国董事会的董事。能为这么棒的组织服务，我非常激动，这是一份巨大的荣耀和责任。当然，我的基本工作就是宣传脑组织捐赠的重要性，并让公众知道，可供科学家进行研究的精神病患者脑组织十分短缺。我称之为"组织议题（Tissue Issue）"。当时，美国精神疾病联盟成员的平均年龄是67岁，而我才35岁。能成为有史以来最年轻的董事，我感到十分自豪。我精力充沛、蓄势待发。

有了美国精神疾病联盟全国董事的新身份，我立刻开始在全国各州的联盟年会上做专题演讲。在此之前，紧挨着贝内斯实验室的哈佛脑组织资源中心（脑库[1]）每年收到的精神病患者脑组织不超过 3 个。脑库的这些脑组织根本不够弗朗辛的实验室做研究，更不要说满足其他知名实验室的需求。经过几个月的巡讲和向美国精神疾病联盟的成员家庭普及"组织议题"，捐献的数量开始增加。目前，精神病患者每年捐赠的脑组织数量有 25 到 35 个不等。如果每年能获捐 100 个大脑，科学界就能尽情施展拳脚。

　　我意识到，在我早期的"组织议题"演讲中，脑捐赠的话题会让一些听众感到不舒服。听众会在我意料之中的某一刻忽然醒悟："天啊，她原来是想要我的脑袋！"这个时候我会对他们说："是呀，是呀，我确实想要，但是别担心，我不着急！"为了缓解他们显而易见的忧虑，我写了一首名为《1-800- 脑库！》[2]的小调，然后带着吉他开启了我的**行吟科学家**[3]之旅。每当我快要讲到脑捐赠这个主题，房间内的紧张气氛就开始升腾，这个时候我便会拿出吉他开始唱歌。傻兮兮的脑库小调似乎可以有效地平复紧张，让人们敞开心扉，使我能顺利地传达我的想法。

　　投身于美国精神疾病联盟为我的人生带来了深刻的意义，我在实验室的工作也进展得很顺利。我在贝内斯实验室最主要的研究项目包括与弗朗辛一起创建一项试验，这个试验可以使

1　网址：www.brainbank.mclean.org。电话：1-800-BrainBank。
2　《1-800-脑库！》小调的歌词见书末"哈佛脑库歌"。
3　请上网站聆听：www.drjilltaylor.com。

同一块组织中的三种神经递质系统可视化。神经递质是脑细胞传递信息的化学物质。这项工作很重要，因为新型非典型抗精神病药物具有影响多个神经递质系统的功效，并不仅仅作用于某一个。如果能够在同一块组织中看到三种不同的系统，将有利于我们发现它们之间微妙的相互作用。我们的目的就是能更好地了解大脑的微传导——大脑在传递信息时，产生作用的是哪些脑细胞、这些脑细胞位于大脑的什么区域、产生的是何种化学物质以及这些化学物质的量是多少。我们越是能够在细胞层面了解患有严重精神疾病的个体与正常人之间的不同，医学界就越是能紧密地帮助精神病患者，并为他们提供适合的药物。1995 年春天，这项工作成为《生物技术杂志》（*BioTechniques Journal*）的封面故事，并在 1996 年赢得了哈佛大学医学院精神病学系的大奖麦塞尔奖（Mysell Award）。我热爱实验室的工作，也乐于将我的研究分享给美国精神疾病联盟这个大家庭。

然而，意想不到的事发生了。正值 30 多岁的我，明明人生和事业都蒸蒸日上，可忽然之间，美好生活和充满希望的未来烟消云散。1996 年 12 月 10 日，我醒来时便发现，我的脑袋出问题了。我中风了。短短的 4 个小时，我眼睁睁地看着自己的心智逐渐退化，完全丧失了处理感官刺激的能力。这种罕见的出血让我彻底残疾了，我无法行走、说话、阅读、书写或想起生活的点滴。

我知道各位一定急切地想要知道中风的那天早晨我个人有

何感受。然而，为了让您更加清楚地知道我的大脑中究竟发生了什么，我将在第二章和第三章讲述一些基本的科学知识，请别被这部分内容吓跑。我竭尽所能从读者的视角出发，绘制了大量简单的大脑结构图，这样您就会知道，我的认知、身体和精神的感受是基于怎样的大脑解剖学结构。如果您无论如何都想要跳过这些章节，那么请放心，它们就在这里随时为您提供参考。然而，我仍然建议您先读这部分内容，因为我相信它能更好地帮助您理解。

第二章

简单的科学

　　如果两个人要顺利交流，那么他们就需要对一些特定现实有共同的认知。也就是说，我们的神经系统感知外界信息、处理和整合脑内信息的能力需要完全一致。并且，我们还得用相似的输出系统输出思想、语言或行为。

　　生命的出现是最不可思议的事情。随着单细胞生物的出现，一个在分子水平上处理信息的新时代诞生了。分子和原子相互组合形成了 DNA 和 RNA 序列，这样，信息就可以被键入、编码和存储备用。时间的节点不再来无影去无踪，连续的瞬间交织在一起，形成一条延伸的脉络，细胞在进化中生生不息，形成了**跨越时间的桥梁**。不久，细胞便找到了彼此连接、共同运作的方式，最终，你和我诞生了。

　　《经典美语辞典》将生物进化解释为"通过进化过程，从原始形态发展为组织程度更高的形态"。[1] 由 DNA 构成的地球

1　American Heritage Dictionary, Second College Edition (Boston: Houghton Mifflin in Company, 1985).

分子脑（earth's molecular brain）是一个强大而且成功的基因程序——不仅是因为它能适应不断的变化，也因为它期待、重视并且抓住一切机会，把自己变成更加奇特的生物。或许是出于某种权衡，人类和地球上其他所有生命形式的遗传密码都是由四种相同核苷酸（复杂分子）构成的。从DNA的角度来看，我们与鸟类、爬行动物、两栖动物、其他哺乳动物，甚至植物都存在关联。单从生物学的角度看，在地球上各种可能的遗传组合中，人类本身就是我们所属物种的特异性突变。

我们总认为人类生命已经达到了生物学上的极致，然而尽管人体复杂精密，我们也并不能代表终极或完美的基因序列。人脑处于不断变化的过程中。即便是2000或者4000年前我们祖先的大脑，也与现代人类有所不同。例如，语言的发展就改变了我们大脑的解剖结构和细胞网络。

每隔几个星期或几个月，我们体内大部分不同类型的细胞就会死亡并被替换一次。然而，神经系统的主要细胞神经元，在我们出生后却不能自我增殖（大部分不能）。也就是说，我们脑中绝大部分的神经元跟我们的年龄一样大。神经元的这种长寿，部分解释了为什么我们10岁时的内心感受和30岁或77岁时几乎相同。我们脑中的细胞仍旧是那一批，只是随着时间的推移，它们彼此的联结会随着它们或者说我们的经历发生变化。

人类的神经系统是奇妙的动态实体，由大约1万亿个细胞组成。为了让你更好地理解1万亿是怎样宏大的数字，想象一下：地球上大约有 60 亿人 [1]，我们将这 60 亿人乘以 166，才能得到构成一个神经系统的细胞数量！

当然，我们的身体可远非只有一个神经系统。事实上，正常的成年人体由大约 50 万亿个细胞组成。这相当于地球上 60 亿人口数量的 8333 倍。让人惊叹不已的是，这么多骨细胞、肌肉细胞、结缔组织细胞、感觉细胞等聚集在一起，它们竟然能和睦相处，共同合作创造出健康的生命体。

生物进化大体上是由一个不太复杂的状态发展成一个更加复杂的状态。为确保自身的效率，大自然不会在每次创造新的物种时都重新开发新部件。总体来说，一旦大自然确认遗传密码中的某种模式有利于生物生存，比如花朵盛开后能传授花粉，心脏能够泵血，汗腺能够调节体温或者眼球能视物等，大自然往往会将这种特征置入该遗传密码未来的序列中。通过在已经建立好的指令集上增添一个新级别的程序，可以让每一个新物种都拥有经得起时间检验的强大的 DNA 序列基础。大自然能够借助一些简单的方法，将古代生命的经验与智慧传递给后代，这便是其中之一。

这种"在已有基础上进行构建"的基因工程策略的另外一个好处是，对基因序列的微小变动，就可以带来重大的进化转变。信不信由你，科学证据表明，在我们自己的基因谱中，人

1　此数据为作者写作当年数据。

类的 DNA 序列有 99.4% 与黑猩猩是一致的。[1]

当然这并不是说，人类是我们那些在树上晃来晃去的朋友的直系后代，但是它确实说明，我们的分子编码之神奇，离不开大自然亿万年的伟大进化。人类的基因编码不是随机生成的，最起码不完全是，它更倾向于是一种大自然为了寻求完美的人体基因而不断进化的产物。

你和我同为人类，我们彼此的基因序列，除了 0.01% 不同，其余的全部一致。所以，从生物学的角度看，属于同一物种的你和我在基因层面上几乎是完全相同的（高达 99.99%)。环顾四周，看看不同人种间的多样性，显而易见，这 0.01% 的不同能够给外表、思维和举止带来巨大的差异。

我们的大脑与其他哺乳动物大脑的区别在于沟壑纵横、错综复杂的大脑皮质。虽然其他哺乳动物也有大脑皮质，但人类大脑皮质的厚度大约是它们的 2 倍，而且其功能也被认为是 2 倍的。我们的大脑皮质分为两个主要的半球，它们在功能上相互补充。(注：本书中的所有图片左侧都代表大脑前方。)

1　Derek E. Wildman, et al., Center for Molecular Medicine and Genetics Department of Anatomy and Cell Biology, Wayne State University School of Medicine (Accessed September 10, 2006), <http://www .pnas.org/cgi/content/full/100/12/7181>

人体大脑皮质

右脑半球

（大脑前方）

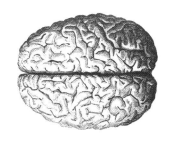

（大脑后方）

左脑半球

左、右脑半球之间的沟通通过胼胝体完成，它是信息传递的高速公路。虽然每个半球在处理特定类型的信息时有其独特之处，但当彼此连接的时候，它们会共同作用，产生对这个世界唯一且完整的认知。

如果从错综复杂的微观结构来理解大脑皮质精密连接的方式，那么脑与脑之间存在差别是必然的规则，而非某种例外。正是这种差别构成了人与人之间喜好与个性的不同。但是我们大脑的宏观结构（或者说肉眼可见的部分）是非常一致的，你的大脑看起来和我的没有什么不同。大脑皮质的突起（脑回）和沟槽（脑沟）具有特定的组织形态，正因如此，我们的大脑在外观、结构和功能上都一模一样。例如，我们大脑的每个半球都包含颞上回、中央前回和中央后回、顶上回以及枕外侧

胼胝体（信息传递的高速公路）

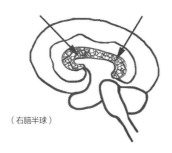

（右脑半球）

回——这只是其中的几个例子。每个脑回都由特定的细胞群组成，这些细胞群则有特定的连接方式和功能。

例如，中央后回的细胞使我们能够意识到感官刺激，而中央前回的细胞则控制着身体各部位随我们的意志来移动。在大脑的左右两个半球内，不同皮质细胞群（纤维束）之间信息传递的主要通道，无论你我都是一致的，所以，我们思考和感受的方式大体相同。

为大脑供氧的血管也呈现出一种明确的模式。大脑前、中、后动脉均为两个脑半球供血。这些主要动脉中任何一条特定的分支受到损伤，都可能导致大脑执行特定认知功能的能力严重受损或完全丧失，由此出现可以预见的症状。（当然，左脑半球和右脑半球损伤产生的症状具有独特的差异。）下图展

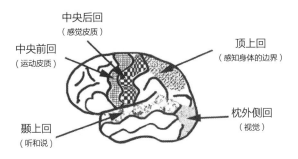

示了左脑半球由大脑中动脉供血的区域，我中风的位置也在此之内。无论是谁，只要大脑中动脉主要分支受损，都会出现对应的、可以预见的症状。

观察大脑外观时，能够看到大脑皮质表层布满了神经元，我们认为这是人类所特有的。这些在演化过程中直到近代才"附加上"的神经元创造了一种脑回路，使我们能够在复杂的语言环境中进行线性思考，也使我们具有了用抽象或符号系统（如数学）进行思索的能力。深层次的大脑皮质是由边缘系统的细胞构成的，这些皮质细胞是我们和哺乳动物所共有的。

边缘系统的功能是为感官捕捉的信息流赋予情感和情绪。由于我们与其他生物都有这一结构，因此边缘系统细胞通常被称为"爬行脑"或"情绪脑"。当我们还是婴儿的时候，这些

大脑中动脉的供血（区域和主要分支）

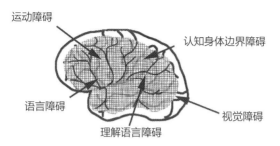

细胞就开始聚集在一起，对感官刺激做出反应。值得一提的是，虽然在我们的一生中边缘系统都在执行功能，但它并不会越来越成熟。也就是说，即便我们已经成年，一旦情绪的"按钮"被按下，我们对传入的刺激做出的反应仍像两岁的孩子。

随着大脑较高级皮质细胞逐渐成熟，并与其他神经元融合成复杂的网络，我们就拥有了获悉当下"新画面"的能力。当我们将"思维脑"产生的新信息和"边缘脑"做出的自动反应进行对比，我们就可以重新评估当前的情况，并有意识地进行更成熟的回应。

值得一提的是，当今应用于从小学到高中的所有"基于大脑的学习（brain-based learning）"技巧，都是基于神经科学家对边缘系统功能的了解来设计的。我们尝试通过这些与学习有

大脑边缘系统（情感和情绪）

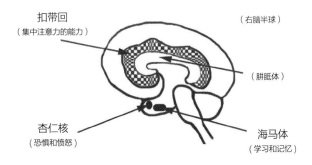

扣带回
（集中注意力的能力）

（右脑半球）

（胼胝体）

杏仁核
（恐惧和愤怒）

海马体
（学习和记忆）

关的技巧，将教室的环境营造得安全和熟悉。在这个环境中，大脑（杏仁核）的恐惧或愤怒反应不会被触发。杏仁核的主要工作是扫描当前接收到的所有刺激，并以此判断安全等级。而边缘系统扣带回的工作之一是集中大脑的注意力。

当接收的刺激被认为是熟悉的刺激，杏仁核就会保持平静，邻近杏仁核的海马体就能够学习和记忆新的信息。然而，一旦杏仁核被不熟悉的或可能具有威胁性的刺激触发，它就会升高大脑的焦虑水平，并将大脑的注意力集中在当前的情况上。此时，我们的注意力便会从海马体转移到当下的自我防卫上。

感官信息通过我们的感觉系统涌入后，我们的边缘系统会立即对其进行处理。当一条信息抵达负责深层思维的大脑皮质时，我们便已经对此刺激产生了先导性的"感觉"——这条信息令人痛苦，还是让人愉悦？虽然我们大多数人认为自己是**有感觉的思考生物**，然而从生物学的角度看，我们其实是**会思考的感觉生物**。

因为"感觉"（"感受"）这个名词应用很广泛，我想在此讲一讲我们大脑不同区域体验的不同感觉。首先，我们体验到的伤心、欢乐、生气、沮丧或者激动的感觉，都是由我们边缘系统的细胞产生的。其次，**感觉**到手中的某种东西，指的是通过碰触的行为，产生触觉或者动觉的体验。这种体验是通过触觉的感官系统产生的，涉及大脑皮质的中后回。最后，当人们将他 / 她对于某事产生的直觉感受（通常被称为"直觉"），与其对这件事的思考进行对比时，这种具有洞察力的意识是一种基于大脑皮质右半球的高级认知。（我们将在第三章更加详细地探讨左右脑不同的运作方式。）

人体形同信息处理器，我们处理外部世界数据的能力始于感官认知。我们的感觉接收器能探测到能量级别的信息，虽然大多数人很少意识到这一点。因为我们周围的一切——我们呼吸的空气，甚至我们构建自身的材料——都是由不断旋转和振动的原子粒子构成的，毫不夸张地说，我们就是在汹涌的电磁场海洋中游泳，我们也是其中的一部分。我们被包裹其中，用我们的感觉器官体验那是什么。

我们的每一个感觉系统都由一连串复杂的神经元瀑布

（cascade of neurons）组成，从感觉接收器到脑内特定区域，所有传入的神经信号都由这些神经元处理。沿着神经元瀑布的每一组细胞都会改变或增强传入的信号，并将它们传给系统中的下一组细胞，这样信息就被进一步地确认和精简。当信号抵达大脑的最外层，也就是较高层级的大脑皮质时，我们就会意识到这一刺激。然而，如果这一通路上任何的细胞群功能异常，那么最终我们对信息的感知就会偏离正常、脱离现实。

我们的视野，也就是我们看向世界时的整个视野，可被分割成数十亿个小点，或称之为像素。每个像素都充满正振动着的原子和分子。位于眼睛后方的视网膜细胞可以探测到这些原子粒子的运动。以不同频率振动的原子发出的能量波长不同，这些信息最后将被大脑枕叶区的视皮质编译成不同的颜色信号。视觉图像得以形成，是因为人脑能将相同像素组合在一起并形成像素边界。像素边界具有垂直、水平和倾斜等不同的方向，将这些边界整合在一起便构成了复杂的图像。同时，大脑中其他的细胞群将为我们看到的事物添加深度、颜色和动态。发生阅读障碍时，患者看到的是颠倒的字母，这个例子很好地说明，当接收感觉信号的神经元系统发生改变时，功能异常就会发生。

皮质组织

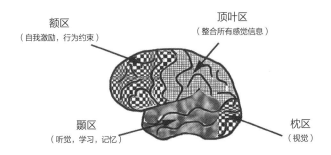

额区
（自我激励，行为约束）

顶叶区
（整合所有感觉信息）

颞区
（听觉，学习，记忆）

枕区
（视觉）

　　与视觉相似，我们能够听到声音，也有赖于我们能探测到不同波长的能量。声音是空间中的原子粒子相互碰撞并发出特定的能量而产生的。撞击粒子产生的能量波长，会敲打我们耳内的鼓膜，不同波长的声音会以其独特的方式震动我们的耳膜。耳内螺旋器上的毛细胞将耳内能量的振动转化成神经信号，这些信号最终抵达大脑听皮质（位于脑颞区），我们就可以听到声音了。

　　我们感知原子 / 分子信息时最显著的能力，体现在嗅觉和味觉的化学感官上。当各种电磁粒子飘过鼻子或者刺激味蕾时，虽然我们的感官接收器对它们非常敏感，但是究竟需要多大刺激量才能诱发我们的嗅觉和味觉，每个人都是不同的。这些感觉系统也是由复杂的神经元瀑布组成，系统中任何部分的损伤都可能导致感知能力的异常。

最后是我们的皮肤，它是最大的感觉器官，其上布满了各种特异的感觉接收器，能够体验压力、震动、轻触、疼痛或者温度。这些接收器能够精准地识别刺激的类型，也就是说寒冷刺激只能被冷觉接收器感知，而震动接收器只能探测到震动。正是由于这种专一性，我们的皮肤表面可被看成是布满感觉接收器的精细地图。

每个人对于不同刺激的敏感度具有先天的差异，这种差异极大地影响了我们对世界的感知。比如听力存在问题，我们就只能听到对话中的只言片语，那么做决策和判断就只能依赖非常有限的信息。如果视力不佳，那么我们能关注到的细节就非常少，从而影响我们与世界的互动。如果嗅觉有缺陷，我们很可能无法分辨环境是安全还是危险，这就使我们更容易受到伤害。另外一个极端是，如果对刺激过度敏感，我们可能会尽力避免与周遭环境互动，从而错过人生中很多简单的快乐。

哺乳动物神经系统的病理与疾病，通常与这一物种所特有的脑组织相关。因此，就人类神经系统而言，大脑皮质的外层往往容易受到疾病的侵害。中风是人类社会中的头号致残原因，也是夺走人生命的第三号杀手。因为神经疾病通常侵袭大脑皮质中较高级的认知层，而且中风发生在左脑半球的概率比发生在右脑半球高出 4 倍，这就导致我们创造或理解语言的能力经常受到损害。"中风"一词主要是指血管将氧气输送到脑

造成缺血性中风的血块

（动脉被堵塞，无法将氧气送至细胞）

细胞的过程发生了问题，有两种基本的类型：缺血性中风和出血性中风。

根据美国中风协会的统计，缺血性中风约占所有中风病例的83%。动脉将血液输送到脑部，随着离心脏越来越远，动脉血管也越来越细，这些动脉携带着细胞和神经元存活所必需的氧气。当一个血液凝块进入动脉时，随着动脉管腔直径越来越小，小到血凝块再也无法通过，缺血性中风就发生了。在发生堵塞的区域，血凝块阻塞了富含氧气的血流继续前行，导致血流无法送达堵塞点之后的区域。其结果是，这些区域的脑细胞将受创并通常会死亡。因为神经元通常情况下无法更新，死去的神经元不会被替代。死去细胞的功能可能会永远丧失，除非其他神经元能够随着时间的推移产生适应性改变，并执行原来

动脉瘤（脆弱的血管壁向外膨出）

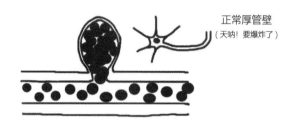

正常厚管壁
（天呐！要爆炸了）

神经元的功能。因为每一个大脑的神经网各有不同，所以它们从创伤中恢复的能力也不尽相同。

当血液从血管中溢出并流入大脑时，就会发生出血性中风。约有 17% 的中风是出血性中风。当血液直接接触神经元时，它们对于神经元来说是具有毒性的，也就是说任何程度的血液漏出或者血管爆裂，都会对大脑造成极大的破坏。有一种中风是动脉瘤破裂导致的。动脉瘤是某处脆弱的血管壁逐渐向外膨出而形成的，这些区域充满了血液，随时都有破裂的危险，而一旦破裂就会有大量血液涌入颅内。任何类型的出血性中风，通常都会危及生命。

动静脉畸形（AVM）是一种罕见的出血性中风。这是一种先天性疾病，患者在出生时的动脉构造就是异常的。正常情

正常血流

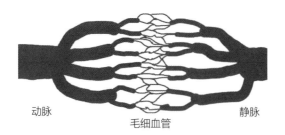

动脉　　　　　　　毛细血管　　　　　　静脉

况下，心脏泵出的血液流经动脉时压力较高，血液经静脉流回心脏时压力较低，而在高压动脉和低压静脉之间，有毛细血管床作为缓冲系统或中间带。

　　动静脉畸形患者的动脉直接与静脉相连，两者之间缺少起缓冲作用的毛细血管床。长此以往，静脉无法继续承受动脉的高压，动、静脉之间的连接点就会破裂，血液将溢出并流入大脑。虽然动静脉畸形仅占出血性中风的 2%[1]，但在正值盛年的人群（25 岁到 45 岁）中，这是最常见的中风类型。我的动静脉畸形处爆开时，我才 37 岁。

1　National Institute of Neurological Disorders and Stroke (Accessed September 10, 2006), <http://www.ninds.nih.gov>

动静脉畸形 (AVM)

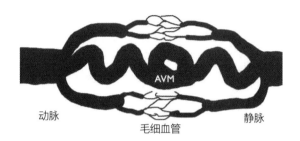

无论血管出现问题的机制如何，是产生了血凝块也好，发生了出血也罢，没有两例中风的症状是完全相同的，这是因为没有两个大脑在结构、联结方式或者复原能力上完全一致。与此同时，只谈中风引起的症状，不提左右脑半球的先天差异，也是不可能的。虽然从解剖结构上看，两个脑半球相当地对称，但是无论是它们处理信息的方式，还是它们处理信息的类型，都存在很大差异。

我们越了解两个脑半球的功能组织，就越容易预测特定区域受损时可能出现的问题。或许最重要的是，我们可以从中得到一些洞见，知道如何才能帮助中风幸存者恢复丧失的功能。

中风预警信号（STROKE）

S=SPEECH：出现说话或任何与语言相关的问题

T=TINGLING：刺痛，或身体任何部位出现麻木感

R=REMEMBER：出现记忆或任何与记忆相关的问题

O=OFF BALANCE：失去平衡，出现身体协调问题

K=KILLER HEADACHE：头痛欲裂

E=EYES：出现眼睛或者任何与视觉相关的问题

中风是医学急症，发生中风时要拨打急救电话。

第三章

左右脑不对称

200多年来，科学家一直在研究人类左右脑皮质功能的不对称性。据我所知，记录在案的最早提出每个脑半球都有自己意志的人，是梅纳德·西蒙·杜培。1780年，杜培宣称人类是"双重人（homo duplex）"，意思是人类有两个大脑和双重心智[1]。到一个世纪后的19世纪末，亚瑟·拉德布鲁克·维甘目睹了一场尸检，尸检对象生前与正常人一样，能走路、说话、读书、写字和工作。然而，当对死者的脑袋进行解剖时，维甘发现这个人只有一个脑半球。维甘得出结论，既然这个只有"半个"脑的人拥有一个完整的心智，那么我们这些拥有两个脑半球的人一定有双重心智。于是，维甘极力拥护"双重心智"理论。

几个世纪以来，有关两个脑半球在处理信息和学习新知识方面的异同众说纷纭。20世纪70年代，罗杰·斯佩里医生通

---

1 G. J. C. Lokhorst's *Hemisphere Differences Before 1800* (Accessed September 10, 2006), <http://homepages.ipact.nl/~lokhorst/ bbs1985.html>

过手术，切断了重度癫痫患者的胼胝体纤维，并就此实施了一系列的分脑实验（split-brain experiments），随后，这一研究主题风靡全美。斯佩里在 1981 年的诺贝尔奖得主感言中，是这样评论的：

> 采用连合部切开术的手术环境，背景因素相同，当研究对象解决同一问题时，对左右脑进行近距离对比，即使是最小的横向差异也会变得显著。观察中发现，相同个体会轮流采用两种截然不同的思考方式和策略，就像是两个不同的人，而这取决于个体正在使用的是左脑还是右脑[1]。

根据早期对患者"分脑"的研究，神经科学家发现，左右脑半球相互连接与通过手术将连接切断，两种情况下脑半球的运作模式不尽相同[2]。在正常连接的情况下，两个半球的功能互为补充、相互增强。当通过手术切断连接时，两个脑半球就像两个独立的大脑，有着独特的个性，这通常被描述为"化身博士"现象。

现在，科学家能够使用包括功能性磁共振成像在内的现代

1　Roger W. Sperry's December 8, 1981, lecture (Accessed on September 10, 2006), <http://nobelprize.org/nobel_prizes/medicine/laureates/1981/sperry-lecture.html>

2　Sperry, M. S. Gazzaniga, and J. E. Bogen, "Interhemispheric Relationships: The Neurocortical Commissures; Syndromes of Hemisphere Disconnection" in *Handbook of Clinical Neurology*, P. J. Vinken and G. W. Bruyn, eds. (Amsterdam: North-Holland Publishing, 1969), 177–84.

技术，实时观察哪些特定的神经元参与执行了指定的功能。由于左右两个脑半球的神经元通过胼胝体高度整合，我们表现出的每一种认知行为都涉及两个脑半球的活动——只不过它们的运作方式有所不同。所以，科学界支持的观点是，将两个脑半球视为一个整体中互为补充的两个部分，比将它们看成是两个独立的实体更为妥当。

拥有两个以不同的方式处理信息的脑半球是合理的，这样可以提升人脑体验周遭世界的能力，也可以增加人类这个物种的生存概率。由于两个脑半球擅长协作，以便形成对这个世界的完整认知，我们几乎不可能区分左脑和右脑分别发生了什么。

首先，我们需要知道，左右脑半球以哪一边为优势半脑与两只手以哪只手为主导，不可混为一谈。大脑中谁是优势半球，取决于哪一方拥有创造能力和理解口头语言的能力。虽然对优势半球的统计数据因人而异，但实际上所有右撇子（超过85%的美国人口）都是以左脑为优势半脑。与此同时，超过六成的左撇子也被认为是以左脑为优势半脑。下面让我们更仔细地观察两个半脑的不对称性。

我们右脑（控制左半边身体）的功能就像是并行处理器。通过身体的各个感官系统，独立的信息流同时涌入我们的脑中。随着时间延续，我们的右脑将当下每一刻的所见所闻，以及品尝到的、闻到的和感觉到的，处理成一幅高超的拼贴画。

时间并非来去匆匆，当下的每一刻都充满了感觉、思想、情绪，通常还有生理反应。信息的这种处理方式，使头脑能够立即将我们周围的空间，以及我们与该空间的关系，生成一份明细清单。

正是由于右脑的这个技能，我们才能对每个独立的时刻产生格外清晰而精准的记忆。我们大多数人都记得，当我们第一次听到肯尼迪总统遇刺的消息，或看到纽约世贸中心倒塌时，我们身在何处，当时的感受是什么。你还记得你说"我愿意"的那一刻吗？你还记得第一次看到你新出生的宝宝微笑的样子吗？我们的右脑生来就能记住彼此相关的事物。特定事物之间的边界被淡化，大脑中由图片、动觉和生理组合而成的复杂拼贴图，全部加总在一起，合成了记忆。

对于右脑来说，时间只存在于当下，而且当下的每一刻都充满了生机和感受。生命和死亡都发生于当下。快乐的体验发生于当下。当我们与比自身更加宏大的事物产生联结时，我们的知觉和体验也发生于当下。对右脑来说，现在这一时刻永恒而丰盛。

很多规矩被认为是正确行事的准则，而我们的右脑却不受这些条条框框的束缚，它能够遵循直觉，自由自在地思考，用全新的视角探索每一个当下的可能性。它的纯真自然与生俱来，它无拘无束而富有创造力。它使我们艺术之才思免受禁锢、自由飞扬。

每一件事和每一个人，它们连在一起、合而为一，成为当下的一刻。因此，我们的右脑把每一个人看成人类大家庭中平等的一员。它确认了人类彼此之间的相似之处，也知晓人类与这个维系着我们生命的神奇星球的关系。它用宏大的视角看待世界，看待每件事的关联，看待人类如何连接彼此组成一个整体。我们拥有同理心，能够设身处地为他人着想、体会别人的感受，这都归功于大脑的右额叶皮质。

相比之下，我们左脑处理信息的方式则完全不同。它接收右脑创造的每一个丰富而复杂的瞬间，并及时地把它们串成一串。然后，它依次将构成这一刻的所有细节，与构成下一刻的所有细节进行对比。通过对细节进行线性的排列和有条不紊的布局，我们的左脑显示出时间的概念，一个个瞬间被划分成过去、现在和未来。在这一可预测的、有序的时间结构中，我们可以预见事情发生的先后顺序。例如，当我盯着自己的鞋袜时，我的左脑能马上让我理解，我要先穿上袜子，再穿鞋。还有，左脑会观察拼图的细节，然后根据颜色、形状和大小等线索识别拼接模式。左脑还会通过演绎推理的方法建立对事物的理解，如果 A 大于 B，B 大于 C，它就会据此推导出 A 一定大于 C。

我们的右脑思考的是整体布局，感知的是当下这一刻的全部，与此相反，左脑擅长细节以及与细节有关的更多细节。左脑的语言中心使用词语来描述、定义、分类和交流每件事。左脑会将对当下时刻的整体感知拆分成可管理、可对比的数据片段，以付诸语言。当左脑看到一朵花，便会说出花朵每一部分的名称——花瓣、花茎、雄蕊和花粉。左脑会将一幅彩虹图画分解成语言能描述的赤、橙、黄、绿、青、蓝、紫，也会将我们的身体描述为手臂、腿、躯干，以及我们能想象到的每个解剖、生理和生化细节。它擅长将事实和细节编织成故事。左脑学术能力出众，这一点也体现了左脑掌控细节的权威性。

通过左脑的语言中心，我们的大脑源源不断地与我们对话，我把这种现象称为"脑唠叨（brain chatter）"。正是这个声音提醒你，回家的路上买点香蕉，也正是它那精于计算的本事告诉你，什么时候该洗衣服。大脑运行速度有着巨大的个体差异。我们中某些人，"脑唠叨"的速度非常之快，以至于他们自己都跟不上大脑的思绪。另一些人，用语言思考的速度非常之慢，以至于要花费很长时间才能理解某事。还有一些人，很难长时间集中精力思考，以至于不能将思考转化成行动。这些大脑在正常处理信息上的区别，取决于脑细胞以及每个大脑内部固有的连接方式。

左脑语言中心的工作之一，是通过说"我是"来定义自我。大脑通过"脑唠叨"一遍又一遍地重复生活中的细节，以便你能记住它们。左脑是自我中心的所在，它让你从内心深处知晓自己的名字、资历和家在何方。如果这些脑细胞不能完成自己的工作，你就会忘记自己是谁，记不起自己的生平和身份。

除了用语言思考，左脑对外界刺激做出的反应也是模式化的。它所建立的神经回路，能相对自动地应对感官信息。这些回路能够使我们处理大量的信息，无须花费很多时间将注意力集中在单个的数据上。从神经科学的角度来看，神经回路每受一次刺激，该回路运行时所需的外部刺激就会减少。正是由于这种反响式回路，我们的左脑据此创造了我所说的"思维模式循环"，它用最小的注意力和计算力，快速解读大量传入的刺激。

由于我们的左脑充斥着这类根深蒂固的识别模式，因此它格外擅长根据过去的经历，预测我们在未来的想法、行为和感受。就个人而言，我喜爱红色，并收藏了一堆红色的物件——我开的车和穿的衣服都是红色的。我喜欢红色正是因为每当我看到红色时，我大脑中的回路就会兴奋，并且几乎自动地就被激活了。从纯粹的神经学观点来看，我喜欢红色，是因为左脑的细胞告诉我"我喜欢红色"。

除此之外，我们的左脑也会将信息分门别类，比如哪些是吸引我们的（我们喜欢的），或者哪些是让我们反感的（我们不喜欢的）。它对我们喜欢的东西给予好的评价，对我们不喜欢的东西给予坏的评价。通过这种严格的判断和分析，我们的左脑不断地将我们和其他人对比，让我们及时了解自己在财务、学术、诚信、慷慨等每一个你能想到的层面所处的地位和等级。基于此，我们崇尚自我的个性、尊重个人的唯一性，并努力维护自身的独立性。

虽然左右脑处理信息的方式截然不同，但我们的每一个行为都有赖于它们的紧密合作。以语言为例，左脑理解构成句子结构和语义的细节，也理解每一个词语的意思。左脑能够理解何为字母，明白字母如何组合在一起，构成一个具有概念（含义）的发音（单词）。然后，它线性地将单词串在一起，创造出能够传达复杂信息的句子和段落。

我们的右脑是通过理解非语言的交流，来与左脑的语言中心进行互补的。右脑会对微妙的语言细节进行评估，比如说话时的语调、面部表情和肢体语言。我们的右脑着眼于交流的全局，评估表达过程的整体是否协调统一。一个人的身体姿态、面部表情、语音语调和所传达的信息之间出现任何不协调，都可能说明要么这个人表达自己时出现神经异常，要么他在撒谎。

左脑存在损伤的人通常不能表达或者理解语言，因为他们的语言中心受损。但是由于右脑细胞正常，他们常常非常善于分辨别人是否讲真话。也就是说，如果某个人右脑受损，他可能无法恰如其分地评估信息中所包含的情绪。比如，我正在一个聚会上玩扑克牌21点游戏，当我说"发牌（Hit me）！"，一个右脑受损的人可能会认为我让他打我[1]，而其实我只是想再要一张牌。如果右脑不能从前后语境中评估交流的内容，那么左脑就倾向于从字面意思上理解一切。

音乐是左右脑功能互补的另外一个极好的例子。当我们有条不紊、一丝不苟地反复地练习音阶，学习读五线谱，记忆如

1　"Hit me"英文原意为"打我"。

何按压乐器才能产生对应的音符时，我们主要利用的是左脑的技能。而我们在当下时刻做这些事的时候，比如现场弹奏、即兴演出或凭听觉即兴演奏时，我们的右脑就会高速运转。

你有没有想过，为什么你的脑袋知道如何在空间中确认你身体的尺寸？很不可思议，我们左脑的定向联想区内有一种能确认我们身体边界的细胞，即对于我们周围的空间而言，这类细胞能确认身体的起止点在哪。与此同时，我们右脑的定向联想区也存在一些细胞，可以在空间中定位我们的身体。所以，左脑告诉我们身体的起止边界，右脑帮助我们将身体置于我们想要的位置。[1]

我十分推荐您研读有关教育与大脑、学习与大脑以及两侧大脑皮质不对称性的大量文献。我相信，我们越是了解左右半脑如何协同工作来创造对现实的感知，就越能深刻地理解大脑与生俱来的神奇能力，同时也能更有效地帮助神经受创的人康复。

发生在我身上的中风，是一处没查出来的脑动静脉畸形造成的左脑严重出血所致。发生中风的那个早上，大量的出血使我丧失了所有的能力，我把自己形容成一个被困在女人体内的婴儿。中风两周半后，我做了一次大手术，清除了一块高尔夫球大小的血块，正是它阻碍了我大脑传输信息的能力。

1　Andrew Newberg, Eugene D'Aquili, and Vince Rause, *Why God Won't Go Away* (NY: Ballantine, 2001), 28.

　　手术以后，我花了 8 年时间才完全恢复所有的生理和心理功能。我相信自己已经完全康复了，因为我毕竟是这方面的专家。作为一名训练有素的神经解剖学家，我相信大脑的可塑性，也就是修复、替换和重新培养大脑神经回路的能力。此外，我的学术研究给了我"指路标"，指引我走上脑细胞康复的道路。

　　接下来的故事讲述的是我如何领悟了人类大脑的美妙与弹性。透过神经科学家的双眼，这些故事描述了我个人在经历左脑的退化和康复时，有着怎样的感受。我希望这本书能够让读者了解大脑处于健康和疾病状态时是如何工作的。虽然这本书是为普通大众写的，我还是希望您能将其分享给那些希望从脑部创伤中康复的人，以及他们的照护者。

第四章

中风的早晨

那是 1996 年 12 月 10 日早上 7 点整，我被熟悉的 CD 播放机启动时的嘀嗒声吵醒，它准备开始播放了。我昏昏欲睡地按下小睡按钮，刚好趁着下一个睡眠波回到梦乡。这是一个我称之为"西尔塔乡（Thetaville）"的梦幻般的神奇境地，此刻，我的意识流转于梦境和现实之间，我的精神摆脱了现实的羁绊，流光溢彩、自由畅快。

6 分钟后，我是一个陆生哺乳动物的记忆被 CD 机的嘀嗒声唤醒，在缓慢苏醒的过程中，我突感一阵尖锐的疼痛从左眼后方直刺大脑。清晨的阳光让人睁不开眼，我用右手关掉了马上就要铃声大震的闹钟，然后本能地用左手掌紧紧地按住脸颊一侧，很少生病的我对这样痛醒感到匪夷所思。随后，我的左眼不紧不慢地开始了有节奏的跳动，我既感到不知所措，又觉得恼怒。眼后方的跳痛很尖锐，就像是一口咬下冰激凌时，口中随之而来的刺痛感。

我离开温暖的水床，像一个受伤的士兵那样茫然无措，跌跌撞撞地进入现实世界。我拉上卧室的窗帘，把刺目的阳光挡

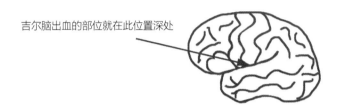

吉尔脑出血的部位就在此位置深处

在外面。我觉得动一动可能会使血流通畅，这样或许有助于止疼。不一会儿，我踏上了我的"滑翔健身机"（一种全身运动器械），听着仙妮亚·唐恩的歌声"你的靴子去过谁的床下？"开始运动。随即，一种强烈而不寻常的解离感贯穿全身。这种感觉太奇怪了，我开始担心起自己的健康。虽然我的思绪似乎仍然清晰，但是身体却不对劲。我眼睁睁地看着自己的双手和双臂前前后后地晃来晃去，跟我的躯体活动完全不同步，我感到自己与正常的认知功能完全分离了，非常怪异。这就好像我的心灵和身体本来连在一起，现在这种完整性却不知怎么被破坏了。

我感到自己与正常的现实分离开来，似乎是从一个旁观者的角度见证了自己的行为，而非主动地参与其中。这感觉就像是我在观察着自己的动作，像记忆回放似的。那抓着健身器的手指，看起来就像是远古时代的爪子。在我摆动的那几秒钟，我带着不可思议的感觉看着自己的身体有节奏地、机械地摇摆。我的躯干随着音乐的节奏完美地上下移动，然而头痛依旧。

这种感觉很怪异，好像我的意识正悬浮于某处，介于正常现实和某个奥妙难懂的地界之间。虽然这种感觉有点像早晨我在"西尔塔乡"时那半梦半醒的时刻，但我很确定当时自己是醒着的。然而，我感觉自己就像是困在了冥想产生的某种知觉中，既无法停止，也无处逃离。在眩晕中，我感到自己脑袋里不断迸发出疼痛，频率越来越高，这个时候我意识到，动一动的这个策略可能行不通。

我有点担心自己的身体状态，于是从健身器上爬了下来，跌跌撞撞地穿过起居室前往浴室。我发现自己走路的姿势不再流畅，相反，动作变得刻意，甚至有卡顿的感觉。缺少了肌肉的正常协调，我的步态不再优雅，平衡能力严重受损，以至于我似乎只能把注意力集中于保持身体直立。

左腿迈进浴缸的时候，我甚至需要扶着墙作为支撑。奇怪的是，我居然可以感觉到脑内的活动，它在反复调整我下肢那些作用相反的肌群，以防止我摔倒。我对身体自发性反应的认知，不再仅仅是知识概念上的了解。相反，那一刻我产生了一种切实而精确的体悟，理解了50万亿个脑细胞是如何与身体完美地协调一致，维持着机体形态的灵活性和完整性。对于人

神经纤维通过脑干的脑桥

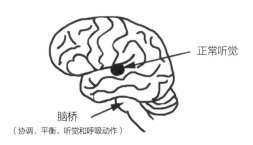

正常听觉

脑桥
（协调、平衡、听觉和呼吸动作）

体精妙的设计，我充满热爱之情，而通过这双渴慕而敬畏的双眼，我见证了我的神经系统自发地运作，反复计算着每一个关节的角度。

我靠着浴室的墙壁保持平衡，没有意识到自己正身处险境。当俯身打开水龙头，水涌入浴缸时，那突兀而夸张的声响把我吓到了。这个似乎被放大的声响让我始料未及、烦躁不安，却又给了我启发。它使我意识到，除了协调和平衡出现了问题，我处理传入声音（听觉信息）的能力也不对劲。

从神经解剖学的角度我明白，协调、平衡、听觉和呼吸动作都是脑干上的脑桥处理的。此刻我才第一次想到，自己可能患上了某种危及生命的严重神经功能疾病。

当我的认知思维为发生在大脑里的情况寻求一个解剖学的

语言中心

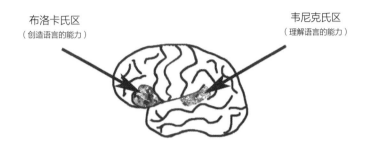

布洛卡氏区
（创造语言的能力）

韦尼克氏区
（理解语言的能力）

解释时，那被放大的水流轰鸣声迫使我踉跄后退，始料未及的噪声穿透了我脆弱又疼痛的大脑。就在那一刻，我忽然感到脆弱不堪，我注意到，通常情况下能让我了解周遭环境的脑唠叨声，此刻不再滔滔不绝，它变得无法预测。相反，我此刻的语言思维前后不一、支离破碎，而且会被间歇的沉默打断。

当我意识到外部的感觉在逐渐消失，公寓外熙来攘往的城市喧嚣也在淡去时，我注意到，我原本开阔的观察视野变得狭窄。当我脑内的唠叨声开始瓦解时，我体验到一种疏离的怪异感。由于脑内出血，我的血压一定下降了，因为我感到似乎身体的所有系统，包括发起运动的心智能力，都进入了一种缓慢模式。然而，尽管我的思想不再喋喋不休地跟我谈论外部世界以及我和外部世界的关系，但我是有意识的，而且能持续不断地意识到自己的存在。

困惑之中，我开始搜寻身体和大脑的记忆库，想在过往经历中找到略为相似的情况进行分析。**发生了什么？**我想知道。**我以前有过任何类似的经历吗？我曾经有过这种感觉吗？这感觉像是偏头痛。我脑子里到底发生了什么？**

我越是努力集中精力，我的思绪就愈发稍纵即逝。我没能搜寻到答案和信息，却感到愈发深厚的平静。没有了脑内那将我与生活琐事连在一起的"唠叨"，我感到自己被平静的喜悦包裹着。我是多么幸运，我脑内承载恐惧的部分——杏仁核，并没有对这些不寻常的状况警铃大作，把我推到恐慌之中。当我左脑的语言中心变得愈发沉默，当我与自己生活中的记忆分离，我反而被一种逐渐扩大的恩惠安抚着。更高一层的认知处于虚空，与我正常生活有关的细节不复存在，我的意识直冲无所不知的云霄，好像只要愿意，就能和宇宙"合而为一"。用更加贴切的方式来形容的话，那感觉就像欣然踏上人生的归途，我喜欢这种感觉。

在那一时刻，我已经与周围立体的物理世界失去了联系。我的身体靠在浴室的墙上，我惊奇地发现，自己无法再清晰地辨别身体边界，无法分辨身体从哪里开始、到哪里结束。我感觉构成自身的是流体而非固体，我无法继续将自己看成是与其他东西分隔的一个整体，相反，我融进了周围空间和流体。我眼看着自己的认知心智不能控制手指的精细操作，两者之间产生了越来越大的断层，我感到身体沉重、精力衰竭。

定向力联合皮质
（身体边界、空间和时间）

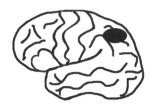

淋浴的水流像小子弹一样打在我的胸口，我猛地被拉回现实。我把双手举到面前，扭动手指，那感觉既让人困惑，又使人着迷。**哇，我是多么神奇而美妙的东西呀。我是多么奇异的生物。生命！我就是生命！我是装在薄膜中的汪洋大海。在这里，用这种形式，我就是意识本身，我的身体就是我活着的载体！我是数万亿个拥有共同思想的细胞。此时此刻，我就在这里，以生命的姿态绽放。看啊！多么高深莫测的理念！我是细胞形式的生命，不——我是分子生命，我心灵手巧、认知高超！**

以前，我的大脑会按部就班地用无数细节来定义和管理外部世界的生活，此刻，在这种变化的状态之中，我的大脑不再被那些林林总总的细节占据。那些细小的声音，那些让我与外部世界保持同步的脑内唠叨，都令人欣喜地沉默了。它们的缺席，使我过去的记忆和未来的梦想也随之消散。我感到孤独。在这一刻，我孤身一人，除了心脏有节律地搏动外，空无一物。

我必须要承认，受创的脑内不断增强的虚空感非常诱人。我欣然接受大脑从唠叨不休变成沉默不语带给我的解脱感，脑内的唠叨曾经让我与社会事物连在一起，而这些事我现在觉得无足轻重。我热切地将注意力转向身体内聪慧而坚韧的数万亿个细胞，它们勤奋工作、步调一致，维持着我体内状态的稳定。当血液涌入我的大脑，我的意识慢了下来，变成一种舒缓而满足的觉知，拥抱着我内心广博而神奇的世界。为了让以物理形态存在的我能够维持完整性，那些小细胞们一刻不停地努力工作，这让我既万分着迷，又敬畏有加。

这是我第一次感到自己和身体融为一体，成为由鲜活、旺盛的有机体构成的复杂结构。我很自豪地看到，我源自单一分子智慧的精华，我是细胞云集而成的集合体！我很高兴能有机会超越自己正常的认知，能逃离脑袋中不间断地冲击着我的疼痛。当我的意识滑入平静祥和的状态之中，我感到缥缈空灵。虽然头脑中疼痛的冲击无法避免，但它并未削弱我。

我站在那里，水流冲击着我的胸部，一股麻刺感从我的胸中涌起，然后强有力地向上传入喉咙。我悚然一惊，立刻意识到自己正处在巨大的危险之中。惊愕之余，我回到外部现实里，立即重新评估了身体的异常状况。我想要知道到底发生了什么，我快速回顾了自己的知识储备，以便进行自我诊断。**我的身体发生了什么？我的大脑出了什么问题？**

虽然正常的认知偶尔会断线，使我几乎丧失了行动能力，我还是尽力让身体回归正轨。我走出淋浴间，觉得自己醺醺然，身体摇摇晃晃、感到沉重，而且动作迟缓。**我想要干什么？穿衣服，穿衣服去工作。我要穿衣服工作。**我费力而机械地挑选着衣服，到了 8 点 15 分，我已经准备好通勤了。我一边在公寓里踱来踱去，一边想：**好的，我要去工作了。我要去工作了。我知道怎么到那里吗？我能开车吗？**正当我想象着通往麦克莱恩医院道路的那一刻，我真的失去了平衡，我的右臂完全垂了下来，瘫到身体的一侧。就在那一刻，我知道了。**天啊，我中风了！我中风了！**而随后一秒，一个念头钻进脑海：**哇，这实在是太酷了！**

我感觉自己停留在一种奇怪而兴奋的恍惚状态中，我意识到，这一趟探索大脑复杂功能的意外朝圣之旅，其实是具有生理学基础并能加以解释的，更让我产生了一种奇怪的兴奋感。我一直在想，**哇，有多少科学家能有机会由内而外地研究自己大脑的功能和智能退化？**我的整个人生都致力于理解人类的大脑如何创造我们对现实的感知，而现在，我正通过个人的中风，经历着最不可思议的一次旅程。

当我的右臂瘫痪时，我感到肢体内的生命力爆发了。它毫无知觉地垂到我的身体一侧，撞击了我的躯干。这种感觉是最奇怪的，就好像我的胳膊在断头台上被行刑了。

运动与感觉知觉

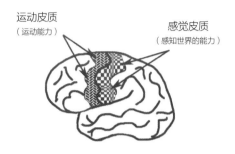

运动皮质
（运动能力）

感觉皮质
（感知世界的能力）

　　我明白从神经解剖学的角度来看，我的运动皮质受到了影响，幸运的是，几分钟以后，毫无任何感觉的右臂有了轻微的知觉。当肢体开始恢复其生命力时，我感到一阵阵难以忍受的刺痛。我觉得虚弱和受伤。右臂完全丧失了内在的力量，但我还可以将就着用用。我怀疑它是否还能再次恢复正常。我瞥了一眼那温暖舒适的水床，这个新英格兰的冬日清晨，我似乎在被它召唤着。**哎，我太累了。我觉得太累了。我只想休息。我只想躺在床上休息一会。**但是心底深处发出雷鸣般的声音，它威严而清晰地对我说：**如果你现在躺下了，你就再也起不来了！**

　　这个不祥的启示把我吓了一跳，我恍然意识到此刻情况的严重性。虽然我迫不及待地想要安排救援，但另一部分的我却

53

在非理性的欣快中体验到愉悦。我越过卧室的门槛，停顿了一刻，凝视着镜面中反射出的自己的双眼，希望能找到一些指引或者深刻的见解。失智的过程让我诞生了某种智慧，我明白了，生命的设计宏大而壮丽，我的身体是一份珍贵而脆弱的礼物。我清楚地认识到，身体就像是一个传送门，通过它，我的能量会被传输到外部的立体世界中。

构成我身体的细胞团为我提供了一个奇妙的临时住所。神奇的大脑能够在每一瞬间整合数十亿兆比特的数据，为我创造出一种对环境的立体感知，这种感知连续不断而且非常真实，让人觉得安全。在恍惚迷离中，这种生物基质的高效率让我感到痴迷，因为它创造了我的形体，而设计又是如此的简单，真让人敬佩。我把自己看作是多个动态系统的复杂合成物，是一群彼此交错的细胞的集合，这些细胞能够将来自外部世界的、纷繁芜杂的各种感官信息整合起来。系统正常运转时，它们能自然而然地使人产生一种能感知正常现实的意识。我感到费解，自己怎么能在这具身体里用这种生命形式存在了这么多年，却从来不曾真正明白，我仅仅是一个访客。

即使在这种情况下，左脑产生的自我意识仍然傲慢地坚信，虽然我正在经历一场重大的心智失能，但我的生活仍然所向披靡。我乐观地相信，我定会从这次清晨大事件中恢复健康。对于工作计划被临时搅乱这件事，我稍感恼火，只好对自己打趣道，**那么好吧，我中风了。是的，我正在中风呢……**

吉尔脑部的出血区
（椭圆形的阴影）

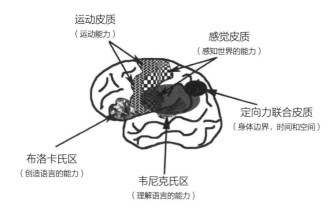

运动皮质
（运动能力）

感觉皮质
（感知世界的能力）

定向力联合皮质
（身体边界，时间和空间）

布洛卡氏区
（创造语言的能力）

韦尼克氏区
（理解语言的能力）

但我可是忙得不可开交呢！这样吧，既然我没法不让自己中风，那么我就用一周的时间去处理它！我要学习我需要知道的知识，那就是我的大脑如何创造了我对现实的感知，等到了下周，我再完成我的工作计划！此时此刻，我要做什么呢？求救！我要集中注意力来求助。

我向镜中的自己祈求道，**记住，请记住你正在经历的每件事！让这次经历成为我对自我认知瓦解的一次内部观察。**

第五章

开启求救行动

彼时我并不知道发生在自己身上的是哪一类中风，而我脑内破裂的先天性动静脉畸形（AVM）正使大量血液涌入左脑。当血液蔓延至左脑皮质较高级别的思维中心时，我开始丧失高级的认知技能，而此刻，这种能力相当宝贵。幸运的是，我能够记得，最利于中风患者康复的就是尽快把他／她送到医院。但是求救还是有难度的，因为我发现自己几乎不可能把注意力集中在要做的事上。我发现自己不断地追逐着脱缰散漫的思维，更悲哀的是，我意识到自己的专注力不能持久，以至于在我要实施行动之前，它们就逃逸脑外了。

一直以来，我的两个脑半球合作紧密、一丝不苟，正是如此，我才能在这个世界上发挥自己的作用。但是现在，由于左右脑正常的差异和功能的对称性，我感到自己与左脑的语言和计算能力脱节了。我生活中的那些数字都跑到哪儿去了？我的语言又藏在何处？……到底发生了什么，我头脑中的唠叨声怎么变成了一种无处不在的、充满诱惑的平静？

没有了靠左脑持续不断的指令才能产生的线性思维，我只

发生中风的清晨吉尔大脑 CT 成像

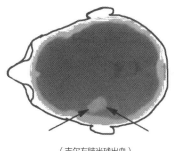

（吉尔左脑半球出血）

有努力保持与外部现实在认知上的关联。之前，被分为过去、现在、未来的经历如水流般连续不断，而现在的每一时刻似乎彼此完全隔绝。语言信号彻底空白，我觉得自己丧失了世俗的智慧，只能拼命用认知狠狠地抓住分秒之间的关联。我对大脑仅存的信息进行反复强化：**我现在要做什么？求助。我要制订一个计划并寻求帮助。我在做什么？我要想出一个求助的法子。好。我要得到救助。**

在今早中风发作之前，我的大脑处理信息的正常方式是这样的：我想象着自己的脑袋里堆满了文件柜，而自己就坐在它们正中。当我想要搜寻一个想法、一份创意或一段记忆时，我会把这些文件柜粗筛一遍，然后找到那个正确的抽屉。一旦我找到了那份想要的文件，那么文件中所有的信息也就收入囊中了。如果我没有立刻找到想要的东西，我的大脑会再次从文件柜中浏览一遍，最终总能找到正确的数据。

但是今天早上，这套大脑的信息处理流程完全脱离正轨。虽然我脑中的文件柜都还在，但似乎所有的抽屉都被砰地关上了，柜子也被推到我碰不到的地方。我心里清楚，自己是知道这些信息的，因为大脑的信息存储量巨大。但是这些信息都在哪里？如果信息真的还在那里，我是没法找回它们了。我想知道自己的语言思维是否能归位、大脑内部的图景是否能重现。或许我心智中的某些部分永远不会回来了，这使我黯然神伤。

没有了语言思维和线性的信息处理能力，我觉得自己与原来的生活脱节了。同时，认知图景的缺失和思维拓展的受限，让我感觉自己被时间放逐。过去的记忆无法重拾，我仿佛被隔绝，触不到更大的图景——我是谁、作为一个生命我在做什么。我的注意力完全集中于当下一刻，脑内的搏动就像被钳子扼住了。在这里，我深深地陷入俗世凡尘之外，尘世躯体的边界消失了，我融入宇宙之中。

我左脑的正常功能因为出血而中断，认知不再被以往的分门别类和细枝末节所束缚。当左脑负责发号指令的神经纤维停止工作时，它们就不再抑制我的右脑，使我的知觉可以自由地转变，如此一来，右脑感知到的宁静就完全呈现在意识中。释放的感受和转变的感觉紧紧包裹着我，使我沉浸其中，我感到意志的本质转换到另外一种状态，这种状态与我沉浸在西尔塔乡时的感觉惊人地相似。我不是这方面的专家，但是我想佛教徒会认为我进入的状态就是他们所说的涅槃。

缺少了左脑的分析判断，我完全被宁静、安全、幸福、欣喜和无所不知的感觉迷住了。一部分的我渴望摆脱这具阵痛中的身体，从它的束缚中完全解脱。幸运的是，尽管这种不间断的诱惑非常有吸引力，但内心深处的某种东西仍然要求我完成救援，它的坚持不懈最终挽救了我的生命。

我跌跌撞撞地走进办公的区域，把灯光调暗，因为光线的刺激像野火一样烧灼着我的大脑。我越是努力保持专注，想把精力集中在当下正在做的事情上，脑袋中反复的抽痛感就越强。为了保持专注，我费了好大的劲，我心里也尝试着记下这些念头：**我正要做的是什么？我在做什么？打电话求救，我正在试着打电话求救！**我在两个状态间来回摇摆，时而能够清楚地思考（我称之为"清醒波"），时而则完全做不到。

我感到现在的自己与熟悉的生活格格不入，这让我不安，同时，见证自己的认知心智在逐渐瓦解，又让我很着迷。时间停止不动了，那个在我左脑里嘀嗒作响的时钟，那个帮我在思绪之间建立线性关系的时钟，现在静默了。没有了内在的相对概念，没有了辅助我进行线性思维的大脑活动，我感到自己在一堆孤立的时刻间漂浮着。"A"和"B"之间不再有任何关系，"1"和"2"也不再关联。这类序列需要的是智能上的连接，但我的大脑不再能执行这项功能。根据定义，即使最简单的计算，也需要对不同事物之间的关联具备认知能力，但我的大脑已经没有办法创建这种关联了。所以，我坐在那里，再次陷入迷糊的状态中，等待下一次思绪或者清醒波的到来。我一边期盼着最终能产生一个想法，可以把我与客观现实连接起来，一边在心中不断地重复着，**我想做的是什么？**

我为什么不打"911"？因为在颅骨内弥漫出血的位置，正好是我左脑中理解电话号码的区域。负责编码"911"的神经元此刻正在一汪血水中游泳，所以这个概念对于当时的我来说，已经不存在了。为什么我没有连滚带爬地下楼请求女房东的帮助？她当时正在家里休产假，而且应该是很乐意开车送我去医院的。同样，我脑海中有关她的信息档案，那些在我生命的大版图中、与我的生活有关的细节，在当时都不复存在。为什么我不走到街上，招手向一个陌生人求助？好吧，彼时的我根本就没有想到这一点。一切都无能为力，我唯一能想到的，就是那件拼命要记住的事——如何电话求救！

我能做的只有坐着等待，我耐心地坐在电话一旁，在静默中等待。就这样，我独自一人坐在家里，那些转瞬即逝的念头像是在戏弄我一样，在脑子里进进出出。我等待着一个清醒波的到来，希望它能把我心中的两个念头连在一起，给我一个机会形成一个想法、执行一个计划。我一边静坐一边念叨着，**我在做什么？打电话求救。打电话求救。我正在试着打电话求救。**

我把电话放在面前的桌子上，盯着电话按键，希望自己能有意识地唤起另一个清醒波。我恍惚地搜索着记忆里能够拨打的电话号码，而当我强迫自己专心致志、集中精力时，大脑感到空虚和酸痛。跳痛、跳痛、不停跳痛。天啊，我的头可真疼。刹那间，一个数字从我脑海中闪过。这是我母亲的电话。太激动了！我不仅记起了这个电话号码，还记得这个号码属于谁！多么不可思议，虽然也很不幸，即使在这种危急的情况下，我还是意识到，我的母亲住在千里之外，现在打给她是多么不合适。我对自己说，**不行，我不能打给妈妈告诉她我中风了！那样太可怕了。她会吓坏的！我得想个办法才行。**

　　在清醒的一瞬间，我想到如果打给我工作的地方，那么哈佛脑组织资源中心的同事会帮助我。**要是我能记得办公室的电话该有多好。**多么讽刺，过去的两年我一直向全国各地的听众唱着脑库小调，其中有一句歌词是"快拨打 1-800- 脑库进行咨询吧"。但是在那个清晨，所有的记忆都让人难以企及，我只是模糊地记得我是谁、我要做什么。我呆坐着，困于怪异的精神迷雾之中，继续执着地对大脑循循善诱：**我的工作电话是多少？我在哪里上班？脑库。我在脑库工作。脑库的电话是多少？我在做什么？我在电话求救。我要给工作的地方打电话。好的，我的工作电话是多少？**

　　我能成功地建立起对外部世界的正常认知，主要是通过左右脑之间不间断的信息交换。因为大脑皮质的偏侧化，每个脑半球都各司其职，所负责的功能稍有不同，当两者协同工作时，大脑就能对外部世界创造出一种真实的感知。虽然我在孩童时期就非常聪明，拥有强大的学习能力，但是我的左右脑天生的能力却并不均等。我的右脑很擅长从整体和全局上理解各种想法和概念，但是我的左脑要非常努力才能记得住随机事件和诸多细节。也就是说，我属于那么一类人，这类人很少将电话号码的组合看成是一组随机数字序列来认知。相反，我的大脑会自动地创造出能够对应序列的某种模式，通常是视觉模式。以电话号码举例，在通过按键拨打电话时，我通常记住的是按键顺序所形成的视觉图案。私下里，我一直很好奇，如果电话不是按键拨号，而是那种拨盘旋转拨号，我该怎么办啊，因为记住旋转拨盘产生的视觉模式实在是个挑战！

在我年轻的时候，相比事物之间分类的类别（左脑），我对它们彼此之间的直觉关联（右脑）更感兴趣。我的大脑更喜欢用图像思考（右脑），而不是用语言（左脑）。直到研究生的阶段，我开始对解剖学着迷，我的脑袋才开始擅长细节的记忆和检索。整个童年时代，我都是通过感官、视觉和图案关联方法来处理信息的，这使我的知识体系像是一块织锦，彼此紧密地钩织在一起。

当然，这种学习方式存在一个问题，那就是只有神经网络的所有组成部分都能正常运作，而且能正常交互时，才有效。那个清晨，当我坐在那儿冥思苦想办公室电话时，我记起了我们办公室的电话号码具有非常特别的图案模式。似乎我的电话号码结尾是 1-0，与我领导电话号码的结尾 0-1 正好相反；或者我同事电话号码的数字正好是我电话号码中间的几位。但是因为左脑正淹没在血水之中，我没法想起这些问题的细节，数学的线性关系也让我觉得困扰。我不断地思索，**01 到 10 中间有哪些数字？** 我觉得看看电话按键可能有帮助。

　　我坐在桌前，把电话置于正前方，耐心地坐等下一个清醒波的到来。我再一次默念着，**我的工作电话是多少？我的工作电话是多少？** 手中握着话筒，脑中一片空白，几分钟后，四个数字的排列忽然出现在脑海中……2405！ 2405！我反复地重复着……2405！为了不把这几个数忘了，我抓起一支笔，用我不常用的左手快速地画出我脑海中的图像。"2"不再是"2"，而是看上去像"2"的一个涂鸦。幸运的是，电话键盘上的"2"看起来跟我脑海中想出来的"2"一个样子，所以我涂鸦出来的一堆扭曲的线条，就是我在键盘上看到的……2405。不知怎的，我知道这只是号码的一部分，其余的是什么？有一个前缀——电话号码的头几个数字。我再次开始默念，**前缀是什么？我工作电话的前缀是什么？**

　　正在进退维谷之际，我忽然想到，在工作的时候只需要拨打分机号码，可能并不完全是好事。正是因为不常用到，在我脑中，前缀的识别图案并没有和其他分机号的识别图案归到同一个文档内。所以，我只得重拾检索信息的任务，继续问道，前缀是什么？工作电话的前缀是什么？

　　之前的整个人生中，我经历的电话号码前缀都是很小的数字：232，234，332，335 等这一类的。但是，我试着抓住任何一闪而过的念头，不放过任何可能性，855 这个号码从脑海中闪现出来。开始的时候，我觉得这简直是我听说过的最荒谬的电话前缀了，因为数字太大了。不过在这个节骨眼上，任何数字都值得一试。我一边期待着下一个清醒波，一边把面前的桌面收拾了一下。现在刚刚上午9点15分，比正常上班时间仅过了15分钟，还不太会有人能想到我。我继续尝试着心中的计划。

我感觉很累。坐在那里等待的我，感到脆弱无助和支离破碎。虽然那种与宇宙合而为一的感受还是不断地包裹着我，让我分心，但我仍急切地想要执行自己的救助计划。在我的脑海中，我一遍又一遍地演练着我要做的事、我要说的话。但是，把注意力集中在想要做的事上，就像是要奋力抓住一条滑溜溜的鱼。任务一，把想法牢记心中；任务二，把内在的认知应用于外在的行为。集中精神，把鱼紧紧抓在手中，牢记这是一部电话。抓住啊，抓住下次清醒的时机，发挥作用！我在脑海中不断地排练，**我是吉尔，我需要帮助！我是吉尔，我需要帮助！**

向谁求助、如何求助，这一思考过程已经花费了我45分钟的时间。在下一个清醒波到来的时候，我将纸上画出的潦草笔迹，比对着电话键盘上的线条，拨打了那串数字。我是何其幸运啊，我的同事兼好友史蒂夫·文森特博士正坐在他的办公桌前。当他拿起听筒时，我可以听到他说话，但是我的头脑无法理解他的语言。我心想，**天啊，他听起来就像一只金毛猎犬！**我的左脑竟然已经混乱到如此地步，居然连话都听不懂了。然而，能够联系上另外一个人，我还是松了一口气，我脱

吉尔脑部的出血区
（椭圆形的阴影）

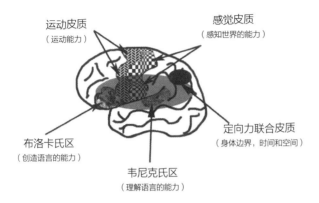

运动皮质
（运动能力）

感觉皮质
（感知世界的能力）

布洛卡氏区
（创造语言的能力）

定向力联合皮质
（身体边界，时间和空间）

韦尼克氏区
（理解语言的能力）

口而出："我是吉尔，我需要帮助！"这么说吧，至少我是想要这样说的。而我真正说出口的，则更像是咕哝和呻吟，但幸运的是史蒂夫认出了我的声音，他一下子就明白我正处于某种麻烦中。（显而易见，多年在办公区过道的大呼小叫，让我那响亮而刺耳的声音非常好认！）

　　然而，当意识到自己说不清话时，我还是感到震惊。虽然我可以听到自己内心清晰的声音——**我是吉尔，我需要帮助！**——但是从喉咙中发出的声音却跟脑袋里的声音对不上。我不安地意识到，左脑失能的程度比我想象中更甚。尽管我的左脑无法理解他话语中的意思，但是我的右脑能够理解他声音中温柔的语调，那意思就是他会帮我。

　　最终，知道他会帮我的那一刻，我放松了下来。我不需要知道他救助我的细节。我知道能做的我都做了，任何人期待我在自救时应该做的一切，我都做了。

第六章

回归安静

我坐在那里，内心一片沉静。我感到满足，因为我知道史蒂夫会来帮我，同时也对自己成功施展了自我救助感到欣慰。我那只瘫了的胳膊已经恢复了一部分，虽然还是很疼，但我相信它一定会痊愈。即使处在这种困窘的状态下，我还是觉得有必要联系一下我的医生。很明显，我要进行的急诊治疗将会非常昂贵，即使思考能力已经支离破碎，我仍能足够清楚地意识到，如果去了错误的医疗中心，我的健康保险可能没法支付这笔费用，这真是太可悲了。

我继续坐在办公桌前，用尚正常的左臂去拿名片，过去几年收集的这些名片有 3 英寸（1 英寸 =2.54 厘米）厚。我只看过现在的医生一次，大约是在 6 个月前，但是我记得她的名字有一点爱尔兰的味道——St.（圣）之类的，于是我开始找与此相关的名字。在我的心中，我能清楚记得在她名片上方中间的位置，有一个哈佛徽章。我感到挺开心的，竟然还能记住那张名片的样子。我对自己说，**不错，进展挺顺利，我需要做的就是找到这张名片然后打电话。**

然而，让我惊骇的是，当看着最上面的一张名片时，我发现虽然我心里能很清晰地勾勒出要找的名片的样子，但是却根本分辨不出眼前这些卡片上的信息。我的脑袋已无法区分什么是字迹、什么是符号，甚至连背景都认不出来。相反，卡片看起来就像是一幅抽象的壁毯，上面只有一堆像素。整个画面就像是卡片上的所有元素都融合在了一起。构成文字符号的像素点，不着痕迹地融进了背景的像素点中。我的大脑已经感知不到颜色和边界了。

我沮丧地意识到，自己与外部世界互动的能力远比想象中退化得更加严重。我对正常现实的把控能力被逐一剥离。曾经视觉上区分不同对象所依赖的心智能力，现在再也感知不到了。除了丧失识别身体边界的能力和内在的时间感，我甚至感觉自己是液态的。加之长期记忆和短期记忆的缺失，外部世界不再让我觉得踏实和安全。

我坐在这里——好像是置身于我沉默的大脑的中央，手中拿着那叠名片并试图回忆，**我是谁？我在做什么？**这项任务真是令人生畏。在寻找与外部现实的任何关联时，我丧失了紧迫感。然而神奇的是，我的大脑额叶紧抓任务不放，我也还在欣然地等待着偶然到来的清醒波，它会用疼痛的方式把我拉回现实世界。在这些清醒波到来的时候，我能看见，也能辨识，能记住我当下在做的事，还能再度识别输入的刺激信号。所以我恪尽职守地继续前行。**不是这张名片，也不是这一张，这张也不是。**我花了超过 35 分钟的时间，翻看完约 1 英寸厚的卡片后，终于在其中一张上认出了哈佛大学的校徽。

然而，到了这个节骨眼上，电话对于我，已经变成了一件既有趣又古怪的东西。很奇怪，我觉得自己完全没有能力理解我应该用它做什么。但不知怎的，我依然明白，与我在同一个空间里的这个"物件"，能够通过一条金属线，把我与另外一个完全不同的空间连在一起。而金属线的另外一端会有一个人，她能够听我说话，能够理解我。哇！想象一下吧！

我担心自己会再一次失掉注意力，把医生的名片跟其他名片混在一起，于是我把身前桌子上的空间清理出来，把她的名片放在正前方。我拿起电话，把拨号盘放在桌子上紧靠名片的地方。因为我的大脑正在以一个平稳的速度瓦解，拨号的数字盘此刻看起来奇怪又陌生。尽管心神在不受控的左脑里忽进忽出、飘忽不定，但我仍然保持着平静。每隔一会，我就能够将名片上歪歪扭扭的线条和按键上的数字线条匹配上。为了记住已经拨过的数字，我用短粗的右手食指按下号码，与此同时用左手食指遮住已经拨过的数字。我之所以这样做，是因为我无法记得上一刻按下的是哪个数字。我重复着这个策略，直到按完全部的数字，我才把听筒置于耳旁聆听。

我感觉自己迷失了方向、筋疲力尽，我怕自己会忘记正在做什么，于是不断地在脑海中重复，**我是吉尔，我中风了。我是吉尔，我中风了。**但是当电话接通，我试着讲话时，我惊恐地发现，虽然我能清楚地听到脑海中自己的话语，但是喉咙却发不出一点声音，就连早些时候的咕哝声都没有了。我简直目瞪口呆。**天啊！我不能说话了，我不能说话了！**直到此刻，当我想要大声疾呼的时候，我才意识到自己根本发不出声。我的声带完了，我失声了，完全发不出任何声音。

就像在挤压着一个泵，我用力挤出胸腔内的空气，然后深吸气，反复重复这个动作，试着发出一些声响，任何声响都可以。我意识到，自己这样做，**他们会觉得这是一个恶作剧电话！别挂！请别挂断！**不过我仍然像挤压泵那样，不断地将空气挤出又吸入，迫使我的胸腔和喉咙能够发生振动，这才终于发出了"啊啊啊啊，这这这这，吉吉吉吉尔"的声响。电话立即从接待员转到我的医生那里，太神奇了，这个时间她正好在办公室办公。这个拥有温柔灵魂的人耐心地坐在那里，听我努力地发音："我是吉尔，我中风了。"

终于，我的医生理解了我的意思，知道了我是谁，我需要什么。她直接对我说："去奥本山医院。"虽然我能听到她的话，却无法理解其中的意思。我感到非常沮丧，暗自思忖，**如果她能说得更慢点，发音更清晰些，也许我能跟得上，或许我可以理解。**心怀一丝希望，我口齿不清地恳求道："再说一遍？"她语调耐心，缓慢地重复了她的指示："去奥本山医院。"然而，我还是无法理解。出于对我那显而易见的神经失能的真切同情，她再次耐心地重复了她的指示。还是一样，我无法将声音和意思联系在一起，不能理解她讲的话。我对自己无法理解她简单的语言感到恼火，只好再一次开启挤泵模式，尽力把这层意思传达给她——救援马上就到，待会再给她致电。

此时此刻，就算不是脑科学家，也能知道我的脑袋出了什么问题。脑出血流入我大脑皮质的时间越久，脑组织损伤就越大，我的认知能力就会越差。虽然动静脉畸形的破裂最初发生在我左脑皮质中后部附近，但到了这个时候，我左前脑负责生成语言的额叶细胞，也受到了损伤。可以预见，当出血阻碍了两个语言中心（前方的布洛卡氏区和后方的韦尼克氏区）的信息传递时，我就既不能创建或表达语言，也不能理解语言了。然而此刻，我最大的恐惧是我的声带没有办法对我的心智做出反应，我也害怕位于脑干脑桥的几个中心，包括我的吸气中枢，有损伤的风险。

我感到挫败和疲惫，便挂断了电话。我从座位上起身，把围巾裹在头上，为双眼阻挡源源不断的光线。想到正门上的门锁，我缓慢地移动身体，一步一步向前，用臀部支撑身体从楼梯上滑动到门口。我做好了等待救援的准备，知道自己无须再时刻想着要做的事，于是便爬上楼梯回到客厅，蜷缩在自己的沙发上，让疲惫的大脑平静下来。

我感到沮丧和孤独，头部的抽痛也让我不适，当承认自己和生活的联结正在消退时，我跟自己受伤的身体恳谈起来。我能感觉到，随着时间的流逝，我与这具身体的联结变得越来越弱。我觉察到能量正在从身体这个脆弱的容器中漏掉——我的手指和脚趾的末端都快没有知觉了。我仿佛听到，当细胞在各司其职地构建着我的生命时，身体这台机器的齿轮嘎吱地运转着，我担心自己的认知能力变得如此之差，如此失常，我可能将永远残废了。人生中第一次，我明白自己并非战无不胜。不像是电脑死机后可以关掉重启，我富饶的生命不仅依赖细胞的健康，也离不开大脑在传递和交互各种电信号指令时的完备功能。

严峻的情况让我觉察到自身的渺小，想到我的细胞基质将会死亡或凋零，我不禁为生命的流失感到悲伤。尽管右脑里充满幸福感，我仍然拼命地想要抓住左脑中残留的意识联结。但是此刻，我清楚地意识到，自己不再是一个正常人了。我的意识不再具有辨别能力，因为它们是由主导分析的左脑负责的。没有了这些分析能力的约束，我已经超越了将自己视作独立个体的认知。曾经在左脑的辅助下，我把自己视为由多个相互依赖的系统所构成的复杂生物，或者把自己定义为由功能片段集合而成的整体，但左脑的失能让这些不复存在，于是我的意识无拘无束地进入了由神圣的右脑主宰的平和与幸福之中。

我坐在寂静中，思考着我的新感知，我想知道在出现永久性的损伤之前，我会失能到何种地步。我想象着自己可能丧失多少脑回路，可能与多少高级认知能力发生剥离，还有多少希望能恢复正常的功能。我奋斗到今天这一步，不是为了死掉，或者成为精神上的植物人。我把头埋在双手里哭泣，泪眼婆娑中，又握着双手祈祷。我祈祷内心的平静。我祈祷头脑的平静，我祈求着，求你了，**万能的神，不要让我的生命终结。**我的心神向无声的寂静恳求，**坚持住，冷静、安静，坚持住！**

我坐在客厅中央，仿佛一直坐到了天荒地老。当史蒂夫出现在门口时，我俩没有任何对话。我把医生的名片递给他，他赶紧给医生打电话寻求指导。随即，他护送我下楼出门。他温柔地把我带到他的车里，帮我系上安全带，把座椅倾斜。他用一块头巾包裹住我的头部，让我的双眼远离阳光。他轻声细语，还鼓励地拍了拍我的膝盖，然后开车去了奥本山医院。

抵达医院的时候，我虽然有意识，但是很明显已经神志不清了。他们把我放到轮椅上，带我们进了候诊室。他们对我病情的冷漠态度显然使史蒂夫感到苦恼，但是他仍然乖乖地填写表格，并帮我签了名字。在等待的过程中，我觉得身体的能量在不断流失，我像个泄了气的皮球一样瘫坐在自己的大腿上，变成半清醒的状态。史蒂夫要求让我立刻得到照护！

我被带去做大脑 CT 检查。他们把我从轮椅上抬出来，放到了 CT 轮床上。尽管我脑中的抽痛与机器马达的嗡嗡声交相应和，我还是足够清醒地感到一丝满足，我的自我诊断是正确的。我正在经历一种罕见的中风。我的左脑弥漫着大量出血。虽然我记不清了，但医疗记录显示，他们给了我一定剂量的类固醇来减缓炎症。

救助计划是马上把我送到麻省总医院。我的轮床被抬起，放到救护车里固定住，准备驶过波士顿市区前往麻省总医院。我记得有一位心地善良的医护人员全程陪伴着我。他充满同情，用一块毯子将我包裹住，还在我的脸上盖了一件夹克以保护我的双眼。他轻拍我的后背，让我觉得充满安慰，他的温柔和善良真是无价之宝。

　　终于，我再也不必担心了。我像胎儿那样蜷缩起来，躺在那里等待着。我明白，就在那天清晨，我见证了自己复杂的神经回路一步一步退化的过程。我曾经一直将自己的生命看成是我的 DNA 华丽的实体展现，啊，我是从一个多么丰富多彩的基因库里诞生出来的啊！在我 37 年的生命中，我一直是基于电生物化学的灵巧系统，我为此感到庆幸。和许多人一样，我希望我死的那一刻能保有清醒的意识，因为我想要见证最后时刻那非凡的转变。

　　就在 1996 年 12 月 10 日中午之前，我身体分子团块的电活力变得黯淡，当我觉得自己的能量在提升时，我的意识却放弃了与我身体的生理功能发生关联，不再试图控制我的身体。我被深深地禁锢在一个神圣的茧中，心智平和，内心平静，我感到体内能量有了巨大的提升。我的身体虽然无力，但我的意识却不断飞扬、缓慢振动。我清晰地意识到，生命之舞不再由我编排。没有了视觉、听觉、触觉、嗅觉、味觉和恐惧，我感觉自己的灵魂不再紧紧依附这具身躯，我也从痛苦中解脱了出来。

第七章

回到最初

当我抵达麻省总医院急诊室时，我仿佛降落在一个能量旋涡的中心，把它形容成忙碌的蜂巢一点也不为过。我那了无生气的身体感到沉重和极度虚弱。所有的能量都耗竭了——就像是一个慢慢耗尽了全部气体的气球。医护人员围着我的轮床团团转。明晃晃的灯光和喧嚣的声响像是暴徒那样击打着我的脑袋，好像要博取我更多的注意力，这让我几乎无法招架。

"回答这个问题，捏一捏那个，在这签字！"他们让我保持半清醒的状态，我想，**多么荒谬！难道你们看不出我有麻烦吗？你们这些人到底是怎么回事？慢点！我根本听不懂你说什么！耐心些！别动我！好疼啊！怎么这么混乱？**他们越是奋力想把我拉回现实，我就越是渴望向内寻求自己的精神支持。我感觉他们的碰触、探查和针刺接连不断地刺激着我，我就像是被撒了盐的鼻涕虫，扭动身体做出反应。我想要尖叫，**离我远点！**但是发不出声响。他们又不能钻进我的脑子里，所以根本不知道我在想什么。我拼命想要逃离他们的摆布，像一只受伤的动物那样昏死了过去。

第七章　回到最初

那天下午当我第一次醒来时，我惊奇地发现自己居然还活着。（衷心感谢医务人员，他们让我的身体状态平稳，给了我活下去的机会——虽然没有人知道我能否康复，或者能恢复到什么程度。）我身上套着医院常见的病号服，在一个单人小病房里休息。床头调高了，疼痛的脑袋下面垫着枕头，把头垫高了些。没有了平日的充沛精力，我像一坨重金属一样陷到床里，动弹不得。我不知道自己的身体是什么姿势，也不知道身体的起止位置在哪。没有了传统意义上对身体边界的感知，我觉得自己和浩瀚的宇宙融为一体。

我脑袋里的跳动愈发折磨人，眼睑内侧好像被白色的闪电风暴猛烈地袭击，脑内产生像雷击一样的剧痛。身体仅存的能量简直不足以应付每个微小的动作。仅仅是吸一口气，肋骨都会感觉疼痛，而不断涌入双眼的光亮，像火一样烧灼我的脑袋。因为没法说话，我用把脸埋到被单里的方式，请求把灯光调暗。

心脏怦怦的跳动声实在是太响了，我的骨头随之震动得发痛，我的肌肉也痛苦地抽搐着，除此之外，我听不到任何其他的声响。我那敏锐的科学之脑无法再对周遭三维空间的信息进行记录、关联、列举和分类。我想要放声大哭，那滋味就像是一个患了疝气的新生儿忽然陷入了一片混乱之中。我的心智已经不能唤醒记忆，也无法想起从前生活的细枝末节，我清楚地认识到，现在的我就像一个新生儿被塞进了一个成年女性的身体中。而且，别忘了，这具身体的大脑不能工作！

　　在这个小小的急诊室病房中，我能感觉到，在左侧肩膀的一侧，有两个熟悉的同事正在看墙上阅片灯上的 CT 照片。照片上显示了连续的大脑切面，虽然我无法理解同事们的轻声细语是什么意思，但他们的肢体语言传达出了情况的严重性。就算不是神经解剖学的博士也能看得出，扫描片里的大脑中央不应该存在那么巨大的一个白色空洞！我的左脑泡在一汪血水中，这一创伤使我的整个大脑都肿胀了！

　　我在无声的祈祷中沉思着，**我不应该再在这里了！我放手了！我的能量已经漏掉了，我存在的本质也逃离。这不对啊。我不再属于这里了！万能的神啊**，我沉思着，**我现在与宇宙合而为一。我已经融入了永恒之流，我已经无法返回这一生命层级——然而我被困在了这里。这个有机容器里脆弱的心灵已经关闭，已经不再是智慧的居所！我不再属于这里了！** 我的精神不再受任何除我之外的人或事的情感束缚，它可以自由自在地在幸福之河中与浪花嬉戏。**让我走吧！** 我在心中呐喊，**我不干了！我放弃了！** 我想要逃离这个物理形式的躯壳，它只能带来混乱和痛苦。有那么几个短暂的时刻，我为自己竟然活下来了感到极度的绝望。

　　我感到身体又冷又沉，疼痛不堪。脑与身体之间的信号连接是如此的失常，以至于我无法认出自己的身体形态。我觉得自己就像是一个带电的生物，是围绕着一团有机物持续燃烧着的能量幽灵。我已经变成了一堆垃圾、一坨剩菜，但是我仍然保留着一份意识。然而，这个意识与我以前知晓的那个意识不同，以前的那一个，左脑中充满了细节，都是关于如何理解外部世界的。那些细节排列有序、根深蒂固，已经成为我大脑中的神经回路。现在，没有了这些神经回路，我觉得自己笨拙而了无生气。我的意识已经发生变化了，我却还在这里——我还是我，但是已经没有了原来生活中的情感和认知联结。所以，我还是我吗？当我已经不再拥有吉尔·博尔特·泰勒博士的生活经历和思想感情时，我还是她吗？

回忆中风的那一天，那感觉简直是苦乐参半。缺少了左脑定向力联合区的功能，我对身体边界的感知不再局限于肌肤碰触空气的区域。我觉得自己像是从瓶子里释放出来的精灵。我的精神能量好像流动了起来，就像是鲸鱼徜徉在宁静而幸福的海洋中。这种愉悦比作为一具肉身实体所能体验到的最美好的感觉还要强烈，没有身体边界简直是种无上的幸福。当我的意识栖身于甜美的静谧之流时，我清楚地意识到，我再也不可能把我广博的精神挤压回这个小小的细胞基质中了。

每一次我被哄着回来与外部世界进行某种互动时，我都感到悲哀和一种毁灭感，这很让人气馁，因此，逃遁到那种无上的幸福状态中不失为一个极好的选择。我存在于一个遥远的地带，那里远离正常的信息处理状态，显而易见，我本应该成为的那个"我"，并没有在这次神经损伤的灾难中幸存。我明白了，吉尔·博尔特·泰勒博士死于那个清晨，那么，这样说来，幸存的那个是谁（who was left）？或者，既然我的左脑毁坏了，那么现在是不是应该改说，在这里的是谁（who was **right**）？

没有了语言中心告知我："我是吉尔·博尔特·泰勒博士。我是神经解剖学家。我的地址是这里，我的联系电话是这个……"我觉得没有义务再扮演她。从认知上看，这的确是一个古怪的转变，她的情感回路不再提醒我她的好恶，她的自我中心也不再提示我她的评判和决断模式，我不再像她那样思考问题。从现实的角度看，考虑到她所受到的生理损伤，再次成为她甚至不是一个选项！在我的内心中，在我新的认知里，吉尔·博尔特·泰勒博士那天早上已经死去了，不再存在了。现在的我不了解她的过往——她的人际关系、成就或失误，我也不再受制于她的决策或者她的自我限制了。

左脑意识死亡，曾经的我不复存在，这让我经受了巨大的悲伤，但同时也使我感到极大的解脱。曾经的那个吉尔·博尔特·泰勒博士，她在成长的过程中有过无数的愤怒和持续一生的情感羁绊，维系这些情感一定需要很多的精力。她对她的工作和所拥护的事业充满热情。她总是积极地让生活充满活力。尽管她性格可爱，甚至可以说让人钦佩，但现在的我什么都没有继承到，甚至没能继承她原始的敌意。我忘记了我的哥哥和他的病痛。我忘记了我的父母以及他们已经离婚了。我忘记了我的工作，忘记了我生命中带给我压力的一切——随着这些记忆的消失，我感到既轻松又快乐。在我 37 年的生命中，我一直热情地投身于做、再做、不断地做很多的事，做事的步调非常快。在这个特别的日子里，我终于学会了简单的"存在"所具有的意义。

当我失去了左脑和语言中心时，那个将我的时间分割成连续微小事件的时钟也一并消失了。我的时间不再被提前预设，它们变得没有尽头，我感觉自己不急于做任何事。像是沿着沙滩漫步，或者在自然的美好中消磨时间，我的意识从左脑的"行动"状态，切换成右脑的"存在"状态。我从感到渺小和孤立，转变为感觉巨大和延展。我停止用语言思索，转而对当下时刻正在发生的事进行全新的构图。我无法对与过去和未来有关的想法深思熟虑，因为那些脑细胞已经丧失了功能。我现在能感知的一切就在这里，就在此刻，而且它们很美。

我的整个自我认知发生了变化，我不再将自己视为一个单一的、固态的、能跟周遭划清界限的实体。我认为从最为本质的层面来看，我是一种流体。我当然是一种流体！那些围绕着我们、关于我们、置身于我们、在我们内部以及在我们之间的一切事物，都是由空间中不断振动的原子和分子组成的。尽管我们语言中心里有一个自我中心，喜欢将我们的**自我**定义为独立的、固态的，但我们大多数人都能意识到，我们是由数万亿的细胞、数加仑的水组成的，归根结底，与我们有关的一切都处于一种持续而动态的活动状态中。我的左脑一直被训练成将自身看成是与其他事物分割开来的实体。现在，我从这种神经回路的限制中解脱出来，右脑让我体会了与永恒之流的连接。我再也不会觉得孤立和孤单。我的灵魂和宇宙一样广博，在无垠的大海中欢快地嬉戏。

对我们中的许多人来说，把自己想成流体，或者认为自己拥有宇宙般博大的灵魂、能与万物的能量流相连，会让我们不那么适应。但是，离开了左脑将我判定为固体的状态，我对自我的认知回归到自然的流体状态。很明显，我们每个人都是处在轻柔振动中的几万亿个粒子。我们是充满液体的囊，存在于一个流动的世界中，这个世界中的一切都在运动。不同密度的分子构成了不同的实体，但是本质上，每一个像素都是由电子、质子和中子组成的，它们共同呈现出一支精妙的舞蹈。每一个像素点，包括构成你和我的每一个极微小的粒子，以及看似存在于空间中的每一个像素，都是原子物质和能量。我的双眼不再把所见的事物视作彼此分离。相反，所有事物的能量都融合在一起。我的视觉处理信息功能不再正常。（我觉得这种魔幻的视角可以与印象派的点描技法绘画相媲美。）

我的意识是警醒的，但在感知上我觉得自己处于流体中。视觉中的所有事物都融合在了一起，每一个像素都在辐射能量，这让我们**聚在一起**流动，形成了一个**整体**。我无法辨别物体之间的界限，因为每个物体辐射的能量都是相似的。这可能与人们摘下眼镜，或往眼睛里滴眼药水时看到的情况相似——物体的边缘变得模糊。

在这种心智状态下，我无法感知到三维立体世界。没有什么能凸显出来，以便看起来更近或者更远。如果一个人站在门口，只有他在移动的时候，我才能感知到他的存在。只有在移动的时候，我才知道某个特定的分子团块需要引起注意了。此外，颜色的概念在我的大脑中也不再存在，我根本就分辨不出来。

在这个清晨之前，在我还体验着固态的自己的时候，我尚拥有能够感受失去的能力——无论是死亡或受伤带来的身体上的失去，还是因为心痛所感受的情感上的失去。但是随着感知发生变化，感受身体或情感上的失去变得不可能了，因为我不再能体验到分离或者个体性。尽管我苦于神经受创，但一种让人难以忘怀的平静感弥漫全身，我感到平和。

尽管这种与万物互联的感觉让我觉得欣喜，但意识到自己不再是一个正常人，让我不寒而栗。当我能高度感知到我们每一个人都是彼此的一部分，每个人体内的生命力中都包含着整个宇宙的能量时，我是否还能作为人类中的一员存在于世？当我无所畏惧行走于人间时，我该如何融入人类社会？从任何人的标准来看，我都不再正常。我患上了严重的、独一无二的精神病。我不得不承认，我们对外部世界的认知和我们与世界的关系只不过是神经回路的产物，这种认知既是解脱，也是挑战。在过去这些年里，我真的只是自己想象出来的一个幻影！

当我的左脑计时器停止工作时，我生命中的自然时间节奏慢了下来，像蜗牛般缓缓地爬行。随着对时间感知的改变，我与周遭蜂巢般乱哄哄的生活不再同步。我的意识陷入了扭曲的时间中，使我无法在习以为常的，或者说可以接受的社会交流中，沟通或者作业。我现在存在于世界之外，不能与我之外的人们产生关联，而我的生命又没有结束。我不仅对周围的人来说是个怪人，而且在内心中，我对自己来说也是个怪人。

我觉得自己再也不能唤起任何力量移动自己的身体，所以我完全相信，自己再也不能让这团细胞恢复功能了。虽然我既不能走路、说话，也无法理解语言和读写，甚至不能翻身，但是我知道自己一切都好，这难道不是很有意思吗？现在左脑的智能已经下线，不再能够阻碍我与生俱来的内部知觉，我觉得自己是生命的神奇力量。我知道自己已不同以往——但是我的左脑从没有向我表示过，我"不如"以前。我现在就是一道光芒，将生命散发给这个世界。无论我是否拥有一个能将我与世上其他人联系起来的身体或者大脑，我都把自己看成是由细胞构成的杰作。没有了左脑的负面评价，我觉得自己是完美的、完整的、美好的存在。

可能你觉得奇怪，我怎么会仍然记得发生的每一件事。我要提醒你，虽然我精神受损，但我并不是没有意识。我们的意识是由同时运行的多个程序共同创造的。每一个程序都会为我们感知三维世界的能力增加一个新的维度。虽然我失去了左脑的意识，这里包含着自我中心和能把自己看成是一个单一的、固态的、有别于别人的实体的能力，但是我既保留着右脑的意识，也保留着构成身体的细胞的意识。虽然有一组程式不再运作了——它曾时时刻刻提醒我，我是谁、我住在哪里……但是我的其他部分仍然保持警觉，而且继续处理即时信息。缺少了左脑支配右脑的惯例，我大脑其他部分的能力显现出来。以前被抑制的部分现在自由运作，我也不再受之前认知理解的束缚。随着左脑意识和我以前性格的远离，我的右脑人格带着新的洞见登场了。

然而别人口中的故事却是，那天我简直一团糟。我就像一个新生儿那样，没有办法理解周围物理世界的感官刺激。显而易见，我对到来的刺激感到痛苦。从我耳朵涌入的声音把我的脑袋轰炸到没有知觉，以至于当人们讲话时，我无法从周遭环境的嘈杂声中分辨出他们的声音。在我看来，所有的人都在一起吵闹，声音混在一起，就像是一群躁扰不宁的动物不和谐的喧嚣。在我的脑海里，我觉得耳朵好像不再和大脑紧密相连，我能感到一些重要的信息正在从它们之间的缝隙中渗漏掉。

我想要传递给他们：**喊得再大声也没法让我明白你的意思！不要害怕我。离我近点。对我温柔点。说话再慢一点。发音更加清晰些。再说一次！请你，再说一次！慢点说。对我好点。让我觉得安全些。你看，我就像是受伤的动物一样，但我不是一个蠢物。我感到无助和困惑。别管我的年龄，也别管我的资历，对我伸出援手吧。尊重我吧。我在这里。过来帮我啊。**

那天清晨的早些时候，我从来没有考虑过，这次救援的顺利实施，可能会使我在完全残疾的状态下度过余生。而且，在我生命的核心所在，我的意识与我的物理躯体如此分离，以至于我真心相信自己再也不能将能量装回这身皮囊，也再也无法重新加入身体的细胞和分子所织就的繁复织锦中。我觉得自己悬浮在两个世界之间，夹在两个完全相反的现实中。对我来说，这个受伤的身体在每一次尝试与外界沟通时，都悲惨地败下阵来，地狱就在它所承受的痛苦之中，与此同时，我的意识飞升到了永恒的祝福中，天堂就驻扎在那里。然而，在我内心深处的某个地方，却还有一个兴高采烈的我，那个我为了自己的幸存而激动不已。

第八章

神经科重症监护

当我的医生们欣慰地认为我不再需要紧急医疗救助时，他们把我转到了神经科重症监护病房。我只知道，我的右侧有一个病友，我的脚对着门，我的左侧挨着墙。除此之外，我能意识到的就只有我的头和右臂，它们一直很疼。

我感觉周围的人就是一个个能量汇集而成的包裹。来来往往的医生和护士是由强能量束构成的大型聚集体。我感觉一个不知道如何与我沟通的外部世界不断催促着我。因为我没法说话，也不能理解语言，只好静默地置身事外。在最初的48小时里，如果每次接受神经检查我都能得到一美元的话，那就发财了。人们鱼贯而入，探查、针刺，反复地搜集神经方面的信息，接连不断的操作让我筋疲力尽。如果他们能得出什么结论，并将成果告知于我，我将感激不尽。

随着意识转移到右脑，我开始很敏锐地体会别人的感受。虽然我不能理解他们的语言，但是我能从他们的表情和肢体语言中读到大量信息。我非常关注能量动力对我的影响。我意识到有的人把能量带给了我，而有的人则带走了我的能量。有一位护士非常关心我的需求：够暖和吗？要喝水吗？哪里疼吗？自然而然地，她的照护让我觉得安全。她会跟我进行眼神交流，这显然为我提供了一个好的疗愈空间。另一个护士从不正视我的双眼，走路的时候拖着脚，好像哪里疼似的。这个女人给我带来了一个盛有牛奶和果冻的托盘，但是她却忽略了我的手指根本无法打开包装。我真的很想吃点什么，但她对我的需求毫无察觉。她对我讲话的时候会提高音量，根本没想过我不是聋子。在这种情形下，她不愿意跟我交流，这让我觉得害怕，她的照护让我觉得不安。

大卫·格里尔医生是一位非常善良温柔的年轻男士。他由衷地同情我的遭遇，并在繁忙的工作时间抽空来看我，俯身轻轻地对我说话。他轻拍我的手臂向我保证我会好起来。虽然我不懂他说的什么，但是很明显格里尔医生负责照管我。他知道我并不愚蠢，只不过是受了创伤。他对我很尊重，我将永远感激他对我的好。

发病的第一天，我脑中某些区域恢复得很快，其他的区域就完全不行。虽然完全康复要花数年的时间，但是我脑内某些特定的区域仍然完好无损，迫切地尝试破译构成当前时刻的数十亿个数据。对比我中风前和中风后的认知体验，最显著的区别是，一种戏剧性的沉默占据了我的头脑。并不是我再也无法思考了，而是我的思考方式改变了。与外界的沟通没有了，线性思维语言也不见了。用图片思考的方式取而代之，也就是把每分每秒的信息收集起来，然后花些时间思索这些经历。

　　我的一个医生问我："美国总统是谁？"为了能理解这个问题并想出一个答案，我首先需要能意识到我被提问了。一旦我意识到有人正在引起我的注意，我就需要他们重复这个问题，这样我才能把注意力集中在发出的声音上，然后我需要非常留意他们嘴唇的动作。这是因为，让我的耳朵从背景噪声中分辨出特定的声音是很困难的，我需要提问的人缓慢地重复问题，而且发音清晰。我需要安静和清晰的交流。我可能一脸凝重，看起来很无知，但是我的头脑正忙着获取新的信息。我的答复来得很慢。对现实世界来说，实在是太慢了。

　　把注意力集中到某个说话的人身上是一件非常费力的事，我觉得很累。首先，我要把双眼和耳朵的注意力集中起来，它们都不能正常工作。我的脑袋需要先捕捉声音，随后把这个声音匹配到某个特定的嘴唇动作上。然后我要在我受伤的脑中搜索，看看这些声音组合的意思是否存在于大脑中的某处。一旦我找到了一个词的意思，我就要继续搜索这些词组合在一起意味着什么，这个受损的脑袋完成这项工作要花费数个小时。

　　我听某人说话要付出的努力，就像是要接听一个信号不好的电话。你要非常努力地倾听电话那头说的是什么，可能会因此变得不耐烦、挫败，甚至挂断电话。我从一个喧闹的背景中听出某个声音时，就是要费这么大的劲。我要有极大的意愿以及巨大的决心，而说话的人也要付出无限的耐心。

　　当处理外来信息的时候，我会把关键字眼的发音记下来在头脑中一遍一遍地重复，这样我就不会忘记它们的发音。随后我会启动搜索程序，找出与这个发音相符的意思。**总统，总统，什么是总统？这是什么意思？**一旦我有了"什么是总统"的概念（图像），我就继续搜索"美国"这个词的发音。**美国，美国，美国是什么？这是什么意思？**一旦我在脑海中找到"美国"的文件，我的脑海中就会再次生成一个图像。然后我就把这两幅图像拼在一起——一张是总统，一张是美国。但是医生并没有问我有关美国或者总统的问题。他让我去找出一个特定的人，这就是一个完全不同的文件了。因为我的脑袋无法把"总统"和"美国"与"比尔·克林顿"关联在一起，我放弃了——在经过了几个小时追根究底、筋疲力尽的脑力操练以后放弃了。

　　他们用"我回想起信息的速度有多快"，而非"我的头脑要找到已有信息时会采用什么策略"来评估我的同源联想能力，这显然是一种错误。当我把所有的努力用来寻找最初问题的答案时，却发现这个过程中有太多相关联的信息要去筛选，这简直无法应对。因为我是用图像的方式思考的，我就不得不从单一的图像开始，不断地展开联想。我无法在没有探究过无数种可能性的情况下，仅从一般情况入手去找出特定的答案——这太让人厌倦了。如果他们问我一个明确的关于比尔·克林顿的问题，或许我就会找到克林顿的图像，再基于这个图像进行拓展。比如他们问我："比尔·克林顿是和谁结婚？"那么我就会先生成克林顿的图像，再找出一张有关婚礼的图像，图像最好能呈现出希拉里就站在他的身旁。当我用生成图像的方式回归语言的功能时，从一个一般性的文件中找到特定的细节是不可能的。

从旁观者的角度看，我可能被认为不如从前的我，因为我没有办法像一个正常人那样处理信息。我觉得很难过，因为医学群体并不知道如何与我这样的患者沟通。中风是人类社会的头号灾难，左脑中风的概率是右脑的 4 倍多，且会损伤语言中心。我认为，中风幸存者应该彼此分享和交流他们各自的大脑是如何实施康复策略的，这个至关重要。通过这种方式，我们的医疗专业人员就能在中风发生的最初几个小时里，更有效地进行治疗和评估。比起我的脑袋是否按照他们的标准或者时间表工作，我更希望医生能关注我的脑是如何运作的。我仍然知道大量的信息，只是需要找到方法把它们找出来。

对我来说，能够在康复的早期对自己进行观察并亲身体验一番，这非常有趣。基于我的专业知识，我将我的身体理解为各类神经程序的集合体，这次中风的经历才使我真正懂得，对于我们的身体来说，一次丢失一个程序，一点一滴地失去自己，是可以承受的。我从未仔细想过，失去心智，确切地说是失去左脑心智，是怎样的体验。我希望能有一种安全的方法使其他人也能意识到这一点。或许这会很有启发性。

如果你愿意的话，想象一下，如果与生俱来的感官从你的意识中成系统地逐步剥离，那会是一种怎样的体验。首先，你不能理解从耳朵传入的声音。你并不聋，只是所有的声音听起来都是混乱的噪声。接着，你看不到周围空间内任何物体的形态。你并不瞎，只是无法看到立体的事物，或者无法识别颜色。还有，你不能追踪移动中的对象，也不能辨别物体之间的界限。此外，常见的气味被放大，它们迎面袭来，让你难以呼吸。

你再也不能感知到温度、震动、疼痛或者本体感觉（肢体的姿势），你身体的边界意识发生了变化。当你的能量与周围能量融合时，你感觉能量的本质扩大了，觉得自己跟宇宙一样大。那些在你的脑海中提醒着"你是谁、你住在哪里"的细小的声音变得沉默。旧时的情感不再存在于你的记忆中，此时此刻，富饶的感觉吸引了你的感知。所有事物，包括构成你的生命力量，都在散发纯粹的能量。带着孩童般的好奇心，你的内心在平静中翱翔，你的心智畅游在欢乐之海中，探求着新的方式。这个时候你会问自己，要让自己重回到那个高度结构化的日常生活中，究竟需要多大的动力？

中风的那个下午我睡了很久——应该说是一个人在住院时能睡的最长时长！当我睡着的时候，我可以将源源不断地冲击着感官的能量流阻挡在外。仅需闭上眼睛，我就能关闭大部分的心智。当他们用明亮的小手电筒检查我的瞳孔反射时，光线让我很不舒服，脑袋也痛苦地抽痛。手背上插入的静脉滴管让我感到很痛，就像是在伤口上撒盐，真希望我感受不到他们对我身体的摆弄。所以我逃走了，退回到我沉默的心灵避难所……当然，至少躲到下一次神经检查之前。

而在这一幕幕之外，史蒂夫会致电我的母亲吉吉（GG，我母亲的小名，源于她未婚时候的名字 Gladys Gillman），告诉她这一天发生的事。吉吉和史蒂夫在一次全国精神疾病联盟的年会中相识，到现在已经认识很多年了。他们对彼此都很有好感。我相信对于他们而言，打这通电话可不是件容易的事。史蒂夫在电话里让我母亲先坐下，然后才告诉她发生了什么。他向我母亲解释，我遭遇了严重的左脑出血，目前正在麻省总医院。他向她保证医生已经使我的身体状况稳定了下来，我一定会接受最好的治疗。

那一天的晚些时候，我实验室的老板弗朗辛打电话给吉吉，劝她花几天时间处理好手头的事务，这样她就可以来波士顿长期陪护我。弗朗辛非常清楚，我很可能需要手术治疗。她希望吉吉能够在波士顿长期照护我。吉吉毫不犹豫地来了。她花了生命中 10 年的时间，想要治愈我哥哥的精神疾病，但是徒劳无功。然而，她依旧认为她可以帮助另一个孩子从神经损伤中康复。这么多年来，她一直为没能治愈哥哥的精神分裂症感到挫败，于是她便把心思放到了帮助我恢复健康上。

第九章

第二天：
次日清晨

　　第二天清晨，我被一个匆忙闯入病房采集病史的医学生吵醒了。我觉得很纳闷，竟然没有人告诉她我是一个中风幸存者，不能说话，也无法理解语言。那天早上我意识到，一家医院的首要职责应该是保护患者的能量水平。这个年轻姑娘就是一个能量吸血鬼。她置我脆弱的状态于不顾，想要从我这里得到些什么，却没有给我任何回馈。她当时争分夺秒地赶时间，但显然就要来不及了。匆忙中，她用非常粗鲁的举止对待我，让我觉得自己好像是从某人身上漏出来的某个微不足道的东西。她说个没完、语速极快，对我大吼大叫，好像我聋了似的。我就坐在那里，冷眼看着她的荒谬和无知。她急不可耐，而我却是中风幸存者——咱俩根本就不匹配！如果她来我这时能多点耐心和善意，温柔地待我，她可能会从我这得到些病史信息，但是因为她坚持要我迎合她的时间和步伐，结果弄得彼此都不满意。她的各种要求让人心烦，这种探病方式真让人疲倦。我意识到我必须要非常谨慎地保护我宝贵的精力。

　　那个清晨我学到的最重要的一课就是，在我康复的过程中，那些照护我的人的成与败，其实最终取决于我。是否配合，是我个人的决定。那些会与我接触的人、温柔而又恰如其分地触碰我的人、跟我有眼神交流的人、平静地对我讲话的人，他们给我带来能量，我会配合他们。对于积极的治疗，我给予积极的反馈。那些不愿与我接触的医生，他们消耗了我的能量，为了自保，我会无视他们的要求。

做出康复的决定对我来说是一种艰难而复杂的认知上的选择。一方面，我喜爱在永恒之流中畅游的幸福感。谁会不喜欢呢？那里真的很美好。我的精神散发着自由、博大、和平之光。在幸福淹没自己的狂喜中，我不得不质疑，康复究竟意味着什么。显然，让左脑重新恢复正常功能是有益的，这可以让我再次拥有与外界交流的能力。然而，在这种失能的状态下，投身到我所感知的混乱中是一种纯粹的痛苦，想康复，我就要付出巨大的努力，这对我来说真的很重要吗？

老实说，相比以前，这种新的状态在某些方面更让我喜欢。我不想以康复的名义，丧失掉这些新的体察。我喜欢成为流体的感觉。知道自己和宇宙合而为一，与周围的事物一起流动，这种感觉我也很喜欢。我发现自己能非常协调地融入能量动态、非常恰当地理解肢体语言，这很有趣。但是最重要的是，我深爱着内心深处深沉的平静，这种感觉淹没了我作为人最本质的存在。

我渴望生活在一个地方，那里的人们很平和，而且重视我所经历的内心的平静。由于我的同理心变强，我发现自己对别人的压力格外敏锐。如果康复意味着我不得不一直跟他们感同身受，那我可不感兴趣。只要选择观察而不参与其中，我就能将我的"体验"和情感与其他人的"体验"和情感区分开来。就像是玛丽安·威廉姆森说的："我可以在不再变成一只老鼠的情况下，再次参加老鼠比赛吗？"

另一名医学生，安德鲁，在同一天的清晨也来了，他来给我做另一项神经检查。我颤颤巍巍的，极其虚弱，甚至不能靠自己坐起来，更别说站立了。但是他很温和，他的触碰也非常坚实有力，跟他在一起我觉得很安全。他声音平和，看向我的时候直视我的双眼，有必要时会重复他的话语。他像对待正常人一样尊重我——哪怕我现在已经这样了。我相信他会成长为一名好医生，希望他现在已经是了。

安妮·杨是我的神经科医生，当时她是麻省总医院神经病学系主任（我称她为神经病学女王）。我在哈佛脑库工作的时候，就耳闻了安妮·杨的大名很多年。她曾在哈佛脑库咨询委员会任职，两周以前，在奥尔良年度神经科学会咨询委员会的午宴上，我有幸就坐在她身旁。在午宴上，我向她介绍了为了增加用于研究的精神病患者大脑捐赠的数量，我所做的拓展工作。杨医生那天见到的是"专业的我"，所以当她在晨间查房记录上看到我名字的时候，我们已经建立了某种特殊的关系。

在我已经下线的众多脑回路之中，很幸运，那个负责尴尬的回路也出岔子了。早晨，杨医生带着她的随行医学生们开始查房，就像是鸭妈妈身后跟着一长队的小鸭子，他们来到了我的病房门前。回忆起这段经历，让我感到恐慌的是，当神经病学女王和她的团队到达时，我正赤身裸体地擦澡！

杨医生的眼神温柔和善，她微笑着直视我的双眼。当她靠近我时，她快速地抓住了我的脚——就像是高明的驯马师在经过马儿身后时，会拍一拍马屁股那样。杨医生帮我调整到一个舒服的姿势。然后她站在我肩旁，温柔地用双手扶着我的胳膊，轻声细语地对我讲话——不是对她的学生们，而是对我。她靠在我的床边，紧贴着我的脸，以便我能听到她的声音。虽然我无法完全懂得她的话，但是我完全明白她的意图。这个女人知道我并不蠢，只不过是受伤了，很明显她清楚自己的工作是什么，那就是找出我的哪些神经回路仍然活跃，哪些回路需要治疗。

杨医生很尊重地问我是否可以进行神经学检查的示教，我同意了。结果就是，我作为一名脑科学家，却在每项检查中都败下阵来，杨医生确信我不再需要她时，才离开我的床旁。在她将要走向门外时，她捏了捏我的手和脚趾。由她做我的医生，真的太让人欣慰了。我觉得她懂我。

那天早上晚些时候，我被安排去做血管造影，这项检查可以显示出我脑中血管的轮廓。我们需要一张清晰的图像来确认我的出血类型，血管造影是首选检查。在这种情况下，让我签一份知情同意书虽十分荒谬，但是我知道，规定就是规定！毕竟我们没法定义"良好的身心"到底是什么。

坏消息总是传得更快。有关我中风的消息在麦克莱恩医院和全国精神疾病联盟委员会的成员中传开了。此刻，他们选举出来的全国董事会最年轻的成员，也就是我，才 37 岁就中风了。

那天下午我在神经科重症监护病房的时候，脑库的两位同事来探望我。马克和帕姆带了一只小毛绒熊让我抱，我很感激他们的好意。虽然我能感觉到，刚开始他们有些惶恐，然而他们的到来仍然带给了我积极的能量，他们对我说："你是吉尔，你会没事的。"他们对我完全康复有信心，这对我来说是无价的。

到了第二天快结束的时候，我体内已经积攒了足够的力气让自己翻个身，也能在有帮助的情况下坐在床边，之后偎依着别人也能站起来了。虽然我发现这种活动量已经耗费了我体内的每一分力气，但是我在生理方面的进步还是很大的。我右侧手臂仍然很虚弱，一直在疼，但是我已经能使用肩膀的肌肉把它挥动起来了。

来来回回一天下来，我体内的能量有增有减，经历了从仅有一点点到完全消耗的变化。睡眠可以为我补充能量，有了能量我就会尝试做点什么，或者进行思考。一旦我的库存能量用完了，我就要去补觉。我迅速意识到，我没有持续力，一旦能量耗尽，我就会感觉瘫软无力。我意识到自己要特别注意计算能量。我必须学会如何储存能量，也愿意通过睡眠补充能量。

第二天就要结束时，史蒂夫来看我，他告诉我吉吉明天一早就会抵达波士顿。开始的时候，我没能明白吉吉的重要性——因为我没有了母亲的概念。我用当晚仅剩的醒着的时间，努力把**母亲，母亲，母亲，吉吉，吉吉，吉吉**拼凑在一起。我一边重复着这两个词，一边找到脑海中的文件，打开，记住。最终，我似乎明白了"母亲"是什么意思，"吉吉"代表着什么……这些了解已经足够我对她明天的到来感到兴奋了。

第十章

第三天：
吉吉进城了

　　第三天早晨，我从神经科重症监护病房转移到普通病房，与我同住的病友是一个非常有趣的人。这个女人患有癫痫，医生用一条白色的大毛巾将她的头包裹起来，安插在头上的电极和电线从头部伸向四面八方。各种各样的记录器排列在房间的另一侧，她头上的那些电线就连在设备上，虽然她只能在床、椅子和卫生间之间移动，但她仍然颇受瞩目。我敢肯定，来看我的人估计认为头顶电线的她好似古希腊神话中的美杜莎。出于无聊，她总是跟每一位来看望我的人搭话。而我，正好相反，极其需要安静和最小的感官刺激。房间中从她那头传来的电视声，抽吸着我的能量，让我苦不堪言。这简直违背了我心中的治疗原则。

　　那天早上，激动之情在空气中弥漫。我的同事弗朗辛和史蒂夫已经到了，几位医生也在附近走来走去。血管造影的结果已经出来，是时候着手制订我的治疗计划了。吉吉到来的那个时刻我记得很清楚，她从拐角处进了我的房间。她一进屋就盯着我的双眼，直接走到我的床旁。吉吉慈祥而平静，跟房间中的每一个人打招呼，随后她掀起被单，爬到我的床上。吉吉立刻用双手拥住我，我融入了她那熟悉的怀抱。这是我生命中的一个不可思议的时刻。不知道为什么，她明白我不再是她那个哈佛博士生女儿了，相反，我再一次变成了她的小婴儿。她说她只是做了任何母亲都会做的事。但是我不这么想。成为妈妈的女儿的的确确是我最初，也是最大的福祉。能再一次像新生儿似的当她的宝贝女儿，是我最大的幸运。

被母亲的爱包裹着，我真是觉得心满意足。她是那么的和善和温柔，虽然显而易见，她有点被吓到了，但是总的来说，我觉得她很好，我喜欢她。这对我来说是一个完美的时刻，谁还能奢望更多呢？我正插着导尿管，所以完全不用下床，然后这位美好的女人就这样走进了我的生命，用爱包裹着我。

接着，会议开始了。大家相互介绍、公布检查结果，所有关键人物都在。杨医生定了调子，她直接对我讲话，好像我能听懂一样。我很感激她没有仅仅是跟别人谈论我。首先，她介绍了克里斯托弗·奥格尔维医生，他是一名专门研究动静脉畸形（AVM）的医生。奥格尔维医生说，血管造影结果证实了我的大脑存在动静脉畸形，这种先天性畸形就是我脑出血的原因。我有偏头痛病史，药物治疗一直无效。也就是说，我的医生认为我根本就没有偏头痛，而是在数年中发生了数次小型脑出血。

虽然在这次床边碰头会中，他们说的大部分话我都听不懂，但我仍然关注着非语言所传达的内容。他们脸上的表情，他们声音中的语调，他们在交换信息时的肢体语言——这些都让我着迷。说来有点可笑，我的处境很糟糕，的确需要严阵以待，知道这点我竟然感到很欣慰。没有人想要在大张旗鼓地检查一番以后才发现，不会吧，根本不是心脏病发作——就是肠胀气而已。

当奥格尔维医生描述我脑内血管的问题时，房间内的气氛有点紧张。当他建议我进行开颅手术，清除动静脉畸形的残留物以及高尔夫球大小的血栓时，吉吉开始心烦意乱，她的紧张显而易见。奥格尔维医生进一步解释，如果不通过手术清除动静脉畸形的残留物，我很可能再次发生脑出血，而且下一次我可能就没那么幸运能得到及时救助了。

老实说，对于他们治疗方案的细节，我不是很了解——部分原因是我大脑中理解语言的细胞正泡在一汪血水中，还有一部分原因是他们的语速太快了。从我的角度看，我认为他们的计划是，将一个抽吸器通过股动脉上连到我的大脑，吸出多余的血液和危险地缠绕在一起的血管。然而，当我意识到他们的计划是切开我的大脑时，我吓坏了！任何自尊自重的神经解剖学家都**绝对不会**允许任何人切开自己的大脑。若不是出于自己的学识，那么就是出于直觉，我认为，胸腔、腹腔和颅腔之间的压力处于极其微妙的动态平衡之中，任何重大的如开颅手术般的侵入，都一定会将这种能量的动态平衡完全破坏掉。我害怕在我已经处于能量不足的状态时，又被他们切开头颅，那我的身体和认知可能再也无法康复了。

　　我对每一个人都明确表达出"无论在何种情况下，我都绝对不同意开颅"。似乎没有人能理解，我的身体已经完全泄气了，我没法挺过另一次重创——哪怕是经过严密计算的。然而，我也明白我太脆弱了，无力反抗，命运只能掌握在房间内其他人的手里了。

　　会议结束的时候，开颅手术这个选项被暂时搁置，除我之外的每一个人都清楚，现在劝说我进行手术是吉吉的任务。吉吉对我怀着巨大的同情，她凭直觉知道了我的恐惧，便试着安慰我："亲爱的，没关系，你可以不做这个手术。无论如何，我都会照顾你的。但是如果你不清除动静脉畸形，你的脑袋总是会有再次出血的可能性。如果真的是那样，你可以搬来和我住，你的后半生我会一直跟在你屁股后面转！"虽然我的母亲是一个了不起的女人，但是我可不想让她一直跟在我屁股后面转。过了几天，我同意了移除动静脉畸形的手术。之后就是我的工作了，随后的几个星期我要让自己的身体好起来，以便承受即将到来的手术。

　　中风发生后的几天，随着睡眠情况和清醒时精力的变化，我的体力也随之增减。很久之前我就知道，我付出的每一分努力，对于那个时刻来说，都是至关重要的。举例来说，有一天，我不得不在床上反复地左摇右摆、滚来滚去，这样我才能有足够的力气向上抬起身子。处于还只能在床上左右摇晃的这一阶段时，我就明白，这是当下唯一重要的活动。如果把注意力放到"坐起来"这个最终目标上，显然是不明智的，因为它远超我当前的能力。如果我认定"坐起来"才是目标，并在每一次的重复中不断地尝试又失败，那么我就会为自己的无能感到沮丧，并停止尝试。把实现"坐起来"要付出的努力拆分成小步骤，先是摇晃身体，然后再向上起身，这样的话进步就会有条不紊地到来，那么每次进步后就能庆祝一番啦——用补觉的方式。所以我的策略就是摇摆，再摇摆。一旦我适应了频繁的摇摆，我就试着带着干劲和活力继续摇摆。一旦到了驾轻就熟的地步，我的身体就会过渡到下一个向上起身的本能动作。还是如此，我所有的努力都是围绕着向上起身，不断地重复这个动作，然后带着干劲继续。充满干劲地向上起身最终让我坐了起来，我享受着持续不断的成功带来的满足感。

从根本上说，我需要一直坚守在我能力所及的那一步，直到可以继续向下一步迈进。为了能有新的进展，我在不断重复当前的动作时，既要心怀感激也要自我控制，之后才采取下一步行动。哪怕是微小的尝试都要花费时间和精力，同时也会反映在我对睡眠的需求上。

到了第四天，大部分的时间我都在睡觉，因为我的大脑渴望最小的刺激。并不是因为我觉得沮丧，只是我的脑部感官刺激超载，已经不能处理大量涌入的信息了。吉吉和我都认为，我的大脑是最知道怎样有利于康复的。不幸的是，很多中风幸存者并不被允许想睡多久就睡多久。而我认为睡眠是大脑从新的刺激中"暂停片刻"的方式。我们得承认我的脑袋确实遭受了生理上的创伤，显而易见，对于通过感官系统传入的信息，大脑完全困惑。我们一致认为，我的大脑需要时间去理解发生的一切。对我来说，睡眠就是整理归档时间。你能想象一间办公室，如果没有时间归档整理，它将变得多么混乱吗？我的大脑也是如此——它需要花费时间去组织与处理不断涌入的信息，并将其归档。

我不得不从体能活动和认知行为上做出选择，因为它们都让我筋疲力尽。在体能层面，我取得了巨大的进步，恢复了最基本的稳定性。我现在可以轻松地坐起来，甚至可以在有人帮助的情况下站起来，或者沿着走廊走一段路。不过，我的声音仍然无力，我还是没有力气呼气。我的声音低微，语言断断续续，听起来很费劲。我很难找到准确的用词，而且经常混淆意思。我记得有一次我脑子里想的是"水"，说出声的却是"牛奶"。

在认知层面，理解自己的存在仍然很困难。我还是无法从过去或者未来的维度去思考，所以我绞尽脑汁，尽力把当下的时刻拼凑在一起。虽然思考对我来说很难，但我的认知在改善。医生会让我记住三件事物，然后等到治疗快要结束时，他会问我这三件事物是什么，对此我也逐渐习惯了。吉吉跟我说，在医生让我记住"消防员""苹果"和"惠波威尔街33号"的那一天，她就知道我会好起来的。在此之前，这项任务我一直是惨败，但是那天我决定，他说的其他话我都不管了，我要一遍又一遍在心里重复这几个词，把它们记在脑中，到时候就能脱口而出。那天会面快要结束时，他让我回忆那三个词。我充满自信地说，"消防员、苹果和惠波威尔街的某个门牌号"，并补充道，虽然我记不住确切的地址，但是我会在那条街上走来走去，敲遍每一扇门，直到找到那幢房子！吉吉听到后大大地松了一口气。对她来说，这就意味着我那机智的大脑又重回正轨了，她确信我一定会再次在这个世界上找回自己。

就在同一天，安德鲁来进行每日例行检查，他跟我做游戏，其中一个游戏可以评估我的认知水平，他让我倒着从 100 往回数，计算每次的数字减去 7 是多少。这项任务对我来说格外艰难，因为我脑中懂数学的那些细胞被永久地破坏了。我会让其他人告诉我前面几个算术的答案，等到下次安德鲁问我时，我就能脱口说出三个或者四个正确的数字！随后我会立刻承认自己作弊了，我对这项任务实在是无从下手。但重要的是，安德鲁明白了，虽然我大脑的特定区域不能运作，但是其他部分，比如"作弊"时用的小心机，可以弥补我丧失的能力。

第五天，到我回家的时候了，我需要在家中继续锻炼，以便挺过手术。一位理疗师教会我如何撑扶着爬楼梯，随后我就归吉吉负责了。我母亲开车就像是印第安纳州的乡下人在波士顿市区中驰骋，可把我吓坏了！我遮住脸阻挡光线，在归家途中一路祈祷平安。

第十一章

休养，为手术做准备

1996 年 12 月 15 日，我回到温切斯特的公寓，那时距离我的手术只有不到两周的时间。我住的公寓有两户人家，我在第二层，因此我不得不坐在地上，一节一节地挪上楼。（不，这可不是理疗师教给我的上楼方法！）当成功地挪到了最后一级台阶时，我可累死了，大脑渴望着补一觉。我到家啦！终于到家了。在这里，我可以爬进自己的小窝里冬眠，不受外界的干扰。我全身心地渴望在宁静中疗愈。我倒在自己的水床上，昏睡了过去。

吉吉成为了我的照料者，实在是三生有幸。如果你问她要做什么，她大概会跟你说，她也不知道该干什么——她只不过让事情顺其自然、循序渐进。她本能地懂得，要是想从 A 到 C，我就要先学会 A，然后是 B，之后是 C。这就像我的大脑又回到了婴儿的状态，要从零开始学习几乎所有的东西。我回到了最基础的状态，需要学习怎么走路，如何讲话，怎样阅读，如何书写，怎样拼图。身体恢复的过程就像经历正常的发育阶段，我必须逐一掌握每一阶段的技能，然后顺其自然地进入下一个阶段。我需要循序渐进地先学会左右摇摆，然后翻身，之后才能坐起来。我需要坐直，然后向上使劲，才能站起来。我需要站起来，才能迈开第一步，我需要能相对平稳地站好后，才能自己爬台阶。

最重要的是，我得愿意**尝试**。**尝试**就是一切。**尝试**就是对我的大脑说，**嗨，我很重视这种联结，我希望我能进步**。我要一而再、再而三地尝试，哪怕徒劳无功地尝试了上千次才换来微小的进步，但是如果我不**尝试**，那么什么都不会发生。

吉吉开始锻炼我走路，带着我在床和浴室之间来回走动。这一天的运动量到头了！随后我就要睡上6个小时！前面的几天都是如此。大量的睡眠，大量的精力花在前往浴室和吃饭上，中间也会花少许时间跟母亲依偎在一起。接着又要去补觉，直到开启下一轮，周而复始。一旦我能"跋涉"到浴室了，我就会向客厅挺进，在客厅的沙发上坐一会，吃点东西。学会优雅地使用勺子可是费了不少劲。

我能成功康复的关键因素之一，是吉吉和我自己对我都极其耐心。我们都不会为我做不到的事感到惋惜；相反，我们总是赞叹我能做到的那些。在我受伤的那些时刻，我母亲最喜欢说的就是："原本可能会更糟呢！"我们都同意，尽管从表面上看来我的现状很惨，但情况可能真的会更糟。我必须要说，吉吉在我康复的过程中真的很棒。我是她三个孩子中最小的那个，在我摇摇晃晃学走路的童年时期，她一直都很忙。现在我再次有机会依赖她，被她照顾，真是甜蜜而幸福。吉吉的个性坚毅又善良。她从不会提高嗓门或者批评我。我受伤了，她是明白这一点的。她温暖而充满爱意，我能否"听懂"，她根本不在意。我们全身心地投入到康复中，时时刻刻都有新的希望和新的可能。

为了庆祝进步，我和母亲会聊聊我增长了哪些本事。她非常善于提醒我，昨天我还做不到的事，今天取得了多大的进展。她有敏锐的洞察力，知道我能做到什么，在我朝着目标迈进时还存在哪些阻碍。对我所取得的所有成绩，我们都会庆祝一番。她帮助我清晰地界定下一个目标是什么，帮助我明白为了实现下一个目标我需要做什么。她关注我的细节，确保我在正确的方向上。很多中风幸存者抱怨说，他们的康复停滞不前了。我常常觉得，问题可能在于没有人把注意力集中在已经取得的微小进步上。如果不能清楚地界定能做什么和不能做什么之间的界限，那你就不知道下一步是什么。绝望会导致康复的过程脱离正轨。

我有一个充气床垫，吉吉把它充满气，她在客厅的地板上给自己搭了一个小卧室。她担起了所有的事情——购物、接电话，甚至帮我付账单。她非常体贴，让我不断地睡呀睡。还是那样，我们都相信，脑袋最是知道怎么做有利于它自我修复的。只要我睡觉的原因不是忧郁，我们就尊重睡眠的治愈力。

回家以后，我们就让我的脑自行决定日常时间表。我会睡6个小时，然后清醒20分钟。总的来说，一个完整的睡眠周期的平均时长是 90~110 分钟。如果由于外在原因我被提前吵醒，我就要重新入睡，睡眠周期也要重新开始。否则，我醒来的时候就会有严重的头痛，很容易发脾气，既无法区分外来刺激，也不能集中注意力。为了保证我的睡眠，我会塞上耳机，吉吉会把电视音量和电话铃声调低。

在几天的密集睡眠之后，储存的能量使我能在更长的时间内保持清醒。母亲可真是一个监工头呀，绝不浪费一丝一毫的时间和精力。当我醒着的时候，我就像是海绵吸水那样汲取知识，吉吉则是要么给我的手头塞点事做，要么就让锻炼身体。而当我准备睡觉的时候，我俩都尊重这一事实，那就是我的脑袋已经达到了信息输入的上限，我们要让它上床休息，这样才能重整旗鼓。

与吉吉一同探索生命和恢复脑袋中的"文档"是一种极大的乐趣。她很快就发现，如果她真的很想知道我在想什么时，问那种我只需回答"是"或"否"的简答题，是没有意义的。对我来说，在那些我并不怎么关心的问题上开个小差，然后随口敷衍她，实在是轻而易举。为了确保引起了我的注意，确保我真的在动脑筋思考，她问的都是具有多重选项的问题。她会问："午餐的话，你可选意式蔬菜汤。"这样一来我就会在大脑中进行搜索，弄明白什么是意式蔬菜汤。一旦我明白了这个选项指的是什么，她就会给出另一个选项："或者你可以选烤芝士三明治。"于是我会再次在脑中搜索什么是烤芝士三明治。一旦脑中生成了图片，我明白了问题，她就会继续："或者，也可以吃金枪鱼沙拉。"我记得我一直在想，**金枪鱼，金枪鱼，金枪鱼，**但是没有图片出现，我也理解不了。所以我问道："金枪鱼？"母亲回答道："金枪鱼是海里的，金枪鱼肉是白色的，可以和蛋黄酱、洋葱和芹菜混在一起做成沙拉。"因为那天我的脑中找不到存储金枪鱼的文档，所以中午我们就吃了金枪鱼。这是我们在无法找到旧文档时的策略，我们会创建一个新的。

电话响个不停，吉吉则充满干劲，让大家知道我每一天的进步。对她来说，能和别人谈论事情的进展情况，这很重要，况且这种积极的态度也鼓舞着我，对我大有裨益。她日复一日地与其他人分享这些小故事，这同时也很好地提醒了我，我们取得了怎样的进展。偶尔会有朋友来拜访，但是吉吉意识到，社交往来会耗尽我的能量储备，使我筋疲力尽而无心锻炼。她做出了强制决定，康复远比探视重要得多，于是她像个门卫那样站在我的门口，严格地限制我的社交时间。电视也会严重地耗损我的能量，另外我也不能打电话，因为我只能依赖视觉读唇语。为了康复要做什么或者不能做什么，我们很是重视。

不知怎的，我们本能地明白，我需要尽快治愈我的脑，并让神经系统接受挑战。虽然我的神经元正处于混沌之中，但是从技术的角度讲，真正死亡的神经元只是很小一部分。直到手术后的几周，我才会正式接受语言、职业和物理治疗，但在这段等待的时间里，我的神经元就非常渴望学习了。神经元要么与神经回路中的其他神经元彼此连接、蓬勃生长，要么就是在缺乏刺激的孤立环境中坐以待毙。吉吉和我对于恢复脑功能都非常积极，我们紧紧把握着每分每秒的机会和每一分宝贵的能量。

我的朋友史蒂夫有两个女儿，他收集了她们的童书和玩具带给我。儿童拼图和游戏也包括在内。为了让我得到锻炼，现在的吉吉对于哪个年龄段该做什么谙熟于心，她的策略是，只要我醒着而且有力气，就不能闲着。

我的能量可没法区分哪些是认知活动，哪些是体能活动，能量消耗就是能量消耗，所以为了让我的一切都能得到恢复，我们需要制定一个平衡的策略。当我依靠一点协助就能在公寓里走动时，吉吉便带着我开启了我既往生活的认知之旅。我们从家中的艺术区开始，这间房专门用来切割彩色玻璃。当我环顾那个房间时，我感到非常讶异。全都是美丽无比的玻璃！多让人愉快啊！原来我是一名艺术家。然后她把我带进了音乐房。当我拨弄起吉他和大提琴的琴弦时，我惊叹原来我的生活竟然这样的美妙。我想要恢复如前。

打开头脑中的旧文档是一个精妙的过程。我想知道，要打开这满脑子的文件柜，回忆起我既往生活的诸多细节，我要付出怎样的努力。我深知我知道所有这些事物，只是要找到方法再次想起那些信息。距离那次严重脑出血已经一周了，由于高尔夫球大小的血块还在那里，我的脑细胞仍然不能正常运作。在我看来，现在的每一刻都充满丰富的体验，但也完全隔离。

一旦我转过身去，我会觉得正身处一个崭新而富饶的时刻，而过往生活的细节会闪现于一些影像或感觉中，翩然而过。

一天早上，吉吉认为我已经可以应付儿童拼图了，于是她把一盒拼图放在我的手中，让我看盒子上的图片。然后她拉起盒盖，打开盒子，又把一个小盘子放在我的腿上，这样我就可以倒出所有的拼图了。我的手指没劲，灵巧性也很差，所以这项任务是个艰巨的挑战。好在我很擅长有样学样。

吉吉向我解释道，把所有拼图卡片拼凑在一起，就能组成盒盖上的图样。她让我把所有的卡片正面向上。我问她："什么是正面向上？"她拿起一张卡片，向我展示怎么区分正面和背面。明白了正反面的不同后，我仅花了一点时间观察每片拼图，就把 12 张拼图卡片都翻成正面了。哇！这可真有成就感啊！虽然仅是完成这种简单的脑力和体力活动就已困难重重，保持这种程度的专注也让我筋疲力尽，但我还是很兴奋，非常渴望继续下去。

到了下一个任务，吉吉说："现在挑出所有边界的卡片。"我问："什么是边界？"她耐心地挑出几块有边界的卡片展示给我。按照她说的，我把带边界的卡片都挑了出来。我再一次感受到了成就感，同时精神上很是疲倦。

随后吉吉对我说："你要把这些'向外凸'的和那些'向里凹'的卡片拼在一起。要留神哦，这些'向外凸'和'向里凹'的卡片大小可是不同的。"我的右手实在是没什么力气，仅仅是拿起这些卡片来比对就费了不少力气。母亲密切地关注着我，发现我正在试着将两块明显不能拼成一对的拼图拼在一起。为了帮助我，吉吉提示：“吉尔，你可以把颜色当成一种提示。”我默念道，**颜色，颜色，**然后，就像是脑袋中忽然亮起了一盏灯，我一下子能看到颜色了！我想，天啊，这可是让这项任务容易多了！我太累，不得不去睡觉了。但是到了第二天，我直奔拼图，以颜色为线索把所有的卡片拼在了一起。每一天我们都会为了昨天还做不到但今天却能做到的事开心不已。

这么说吧，我一直看不到颜色，直到被告知颜色可以当成工具来使用，这可真让我震惊不已。谁能想到，得告知我的左脑有颜色这回事，它才知道颜色的存在。用立体视觉看待事物也是如此，吉吉需要教给我，可以从不同的平面上看东西。她向我指出为什么有些物体离我近，有些离我远，一些物品能够放置在另外一些的前面。我被告知，一些物品因为被放置在了另一些物品的后方，所以它们的一部分可能被遮住了，但是我可以猜测被遮住部分的形状。

回家快一个星期时，我已经能在公寓里顺畅地走动了，也有劲头把身体练得更强健。我最喜欢的家务之一是洗盘子，哪怕是中风之前也是这样。然而，在当前的情形下，这项家务成了我最好的老师之一。让自己平衡地站立于洗碗池之前，处理易碎的餐具和危险的刀具，这本身就是一项很有挑战的工作，谁能想到，把碗盘放到盘碟架上还需要计算能力呢？后来发现，中风那天早上唯一死亡的神经元群，就是有计算能力的那些。（多讽刺呀，我的母亲一辈子都在教数学！）我能洗盘子，但是想办法把洗净的盘子塞到狭小的盘碟架上，可真是难倒我了！我几乎花了一年的时间才学会。

我喜欢收集信箱中的邮件。6周以来的每一天，我都能收到5到15张为我加油鼓劲的卡片。虽然我读不懂上面写的是什么，但当我坐在吉吉的床垫上看着卡片上的图案、触摸卡片时，我真的能感受到每条信息传递出的爱意。吉吉会在每天中午为我读卡片上的内容。我们把这些卡片挂满房间，我时刻都被这些爱包围着——门上、墙上、浴室，哪哪都是！真的很棒，这些卡片上通常都会有这样的信息："吉尔博士，你不知道我是谁，但是你在凤凰城做主题演讲时我见过你。请再次回到我们身边来。我们爱你，你的工作对我们来说很重要。"这些感人的话语，每一天都让我更加知道中风之前我是怎样的人。毫无疑问，在我心中，正是这些无条件的支持和爱给了我勇气直面康复过程中的艰辛。我将永远感激我的朋友们和全国精神疾病联盟这个大家庭，他们对我伸出援手、信任有加。

目前为止，再次学会阅读是最难的。我不知道大脑中负责阅读的细胞是死亡了还是怎样，但是我完全记不起阅读是我曾经做过的事，我认为阅读这个概念是荒谬的。阅读是如此的不着边际，我无法想象任何人会想到要去做这件事，更别说人们竟然会花费精力找到阅读的方法。虽然我的母亲是位和蔼的监工头，但是对于我要学习这件事她很坚持，她把一本名为《想要一个男孩的小狗》的书放到我的手中。我们一起开启了我能想象的最艰巨的任务：教会我理解书中的文字。我很困惑，为什么她会认为这些歪歪扭扭的线条有意义。我记得她指着"S"对我说："这是'S'。"我说："不是的，妈妈，这就是一根扭曲的线条。"她又说："这根扭曲的线条叫作'S'，它的发音是'SSSSSS'。"我觉得这位女士肯定是疯了。线条就是线条，线条哪有什么发音可言。

在相当长的一段时间里，因为学习阅读，我的大脑一直很疼。我无法对复杂的事情保持专注。在这个早期阶段，思考对我的大脑来说已经很难了，现在突然让它完成如此抽象的任务，实在超出我的能力范围。我花了很长时间学习阅读，母亲要不断地哄劝我才行。首先，我需要理解，每一根歪歪曲曲的线条都有一个名字，同时有一个对应的发音。然后，这些线条的组合——哦——我是说字母，当它们拼在一起的时候则代表特定的声音组合（如 sh、th、sq 等）。我们把所有这些声音组合串联在一起，它们又形成一个单独的发音（单词），同时还拥有了一个对应的含义！天啊！你有没有停下来想一想，为了读一本书，脑袋在此时此刻要执行多少个微小的任务啊？

虽然为了学习如何再次阅读我费尽艰辛，但是我的脑袋每天取得的进步也是显而易见。当我终于能够读出发音（单词）时，尽管我不能理解它们的意思，我们还是庆祝了一番。时间一天天过去，那本书大致的内容我记得越来越清楚，吉吉和我都更有动力摸索着前行。

当然，下一步就是将单词的意思和发音连起来。这项任务格外艰难，因为一直以来仅仅是回忆起发音就很不容易了。脑中的血块正压迫着两个语言中心之间的神经纤维，因此两个区域都无法正常工作。位于大脑前侧的布洛卡氏区使我发音困难，而位于大脑后方的韦尼克氏区则分不清名词。我的信息处理机制似乎发生了严重的断层，我常常无法将我的所思所想付诸口头语言。虽然我知道我想要一杯水，也能在脑海中构建"一杯水"的图像，但是脱口而出的却是"牛奶"。虽然人们可以纠正我，这对我有帮助，但最重要的是，不要帮我把句子讲完，也不要总是提示我。如果我想要再次拥有这些能力，我就需要依照自己的时间表找回脑中的神经回路，并且不断练习。

一天天地过去，我变得越来越强壮，体能也越来越强。吉吉第一次带我去院子，这成了一次有趣的学习经历。当我站在人行道上时，吉吉告诉我，不用担心人行道上的水泥线，我可以在上面踩踏。这些是需要告知我的东西，否则我就不知道。我还需要被告知，人行道边缘的线很重要，因为那个地方会陷入草地中，如果不注意就会崴脚。同样，我不知道这类信息，得有人告诉我才行。然后是关于草地的信息。吉吉要告诉我，草地的质感跟人行道路面的感觉是不同的，就算是陷进草地中也没什么——我只需要留神保持平衡。吉吉还让我体验走在雪地上的感觉，当我在冰面上打滑的时候她会扶住我。如果她想在户外锻炼我，我就要再次学习每一种路面有哪些不同的质感、特征和蕴含的危险。她不断地提醒我："婴儿拿到任何东

第十一章　休养，为手术做准备

西时，他们第一件事要做什么？"答案当然是把东西放到嘴里尝一尝。吉吉知道，我需要与这个世界有直接的身体接触，才能学会肌肉运动的感觉。她真是一个很棒的老师。

即将到来的手术对于我体内的能量将是一次重创，我决心让自己的身体有能力挺过去。我觉得发生脑出血的时候，我的"明亮感"也一并消失了，身体感觉既迟钝又疲倦。好像有一张面纱将我和这个世界分隔开来。杨医生向我保证，手术移除脑内的血块可能会潜在地改变我的知觉，我会再次觉得"明亮"。我想，如果我的精神之光能够回来，那么我恢复了几成并不重要，我将开心地直面我遇到的一切。

我的公寓位于马萨诸塞州温切斯特市一条繁忙的街道上，公寓的后面紧挨着一栋栋老年公寓。穿过这些公寓建筑群的车道形成了一个环形，吉吉会带我沿着这条天然步道进行锻炼。头几天我走不远，但是凭借着毅力，我们终于能沿着这个环走一整圈。有的时候天气不错，我们甚至会走两圈。

特别冷的天气和刚下雪的那些日子，吉吉会带着我去当地的杂货店进行每日例行锻炼。她会去杂货店里购物，而我则会沿着通道走上走下。这个环境让我感到痛苦，原因有这么几个。第一，这里的日光灯太亮了，我只能一直低着头。吉吉让我戴着墨镜阻挡光线，但是房间内四面八方充斥着光亮，墨镜并不起什么作用。第二，各种食物包装上的信息向我扑面而来，我觉得自己被各种刺激轰炸着。第三，暴露在陌生人面前让我情感上难以承受。别人很容易就会发现，我是一个有点毛病的女人，因为我脸上表情呆滞，和其他正常的顾客相比，我的动作显得特别迟缓，就像是慢动作。很多人提着购物篮从我身边快速而过，有的甚至对着我咆哮和抱怨，让我觉得受到了蔑视。我很难屏蔽环境中的负面能量振动。偶尔，也会有人善意地提供帮助和对我微笑。我发现，这个忙碌的世界真让我紧张和害怕。

当吉吉需要做什么时，我就陪着她，这样便于我了解日常生活如何运作。在这些训练中，我成了她的鸭宝宝，只要我有精力，我就一直跟着她。谁能想到，前去自动洗衣店会是一次很好的恢复之旅？我们先在公寓里花些工夫分开浅色和深色的衣物，然后将它们小心地塞入袋子中。到了洗衣店后，我们把袋子丢进洗衣机内。吉吉先给我一枚 25 美分的硬币，再给我 5 美分和 10 美分的硬币。有关钱的事我一无所知，她就利用这个机会教我。仍是这样，大脑中懂数学的脑细胞不再工作了，我得尝试着应付钱这么抽象的事儿，真不易啊。当吉吉问我"一加一等于几？"时，我停顿片刻，搜索着大脑中存储的信息，然后回答道："一是什么？"我不懂数字，更别提钱了。这就像是我正在国外，完全不懂当地的货币。

我跟着吉吉反复"有样学样"地做着一些动作，当洗衣机一个接一个地完成了它们的一轮洗涤后，我忽然从无事可做变成忙得不可开交。首先，我们需要腾出洗衣机。在把衣服放入烘干机之前，我们要将较重的衣物和轻便的衣物分开。吉吉会一直跟我讲解整个流程。我的精力操作洗衣机还能勉强应付，但坦白地说，最后烘干的大工程实在远超我的认知能力所及。这一番操作需要把干衣服拽出来，再迅速关上门，这样烘干机才能保持继续旋转，这简直太难了，我实在做不到与烘干机"共舞"。我感到困惑而绝望，想要钻到洞里，把头藏起来，舔舐自己的伤口。谁能想到，洗衣服竟给一个人带来如此大的恐慌？

快到圣诞节了，吉吉邀请我的朋友凯莉和我们共度佳节。我们三个人一起布置了房间。圣诞前夕，我们弄到了一棵小圣诞树，圣诞节当天，我们去当地的"丹尼之家"连锁餐厅吃晚餐庆祝。这是我和吉吉一起度过的最简单也是最丰富的圣诞节。我还活着，正慢慢康复，这才是最重要的。

圣诞节是个欢庆的日子，但是两天后，我就要走进麻省总医院接受开颅手术了。在我看来，手术前，我还需要完成两件事。一件有关心理，另一件有关身体。我的语言功能慢慢回来了，对我来说，对数百位送给我卡片、信件和鲜花的人表示感谢非常重要。我强烈地希望他们知道，我很好，感谢他们对我的爱，希望他们能继续为接下来的手术祈祷。来自全国各地的很多人都把我的名字签到了祈祷名单上，无论是地方教堂还是教廷都有代祷团体。我可以感受到大量爱涌向我，我希望自己能在还稍有语言能力的时候，向他们表示我的感激。

手术带来的最大威胁，不仅是再次失去已经有所恢复的语言功能，还可能使我将来再也无法流畅地进行语言表达。因为高尔夫球大小的血块紧挨着左脑中连接两个语言中心的神经纤维，手术很有可能会导致纤维被切除，使我丧失语言能力。如果医生在切除动静脉畸形时，不得不移除一些原本健康的脑组织，其结果可能使我永久地丧失语言功能。为了康复，我已经付出了诸多努力，取得了很多成果，所以发生任何倒退都让我胆战心惊，但是在内心深处我明白，无论结果如何，以后我能不能说话，我将永远是我，我们可以重新出发。

虽然我的阅读和写字能力惨不忍睹（用到左脑／右手），但是我仍然可以坐在电脑前，跟随着自己的思潮，打出简单的信（左右脑／双手）。我花了很长时间寻找和敲击键盘上的按键，无论如何，身体和心灵的连接还是让我做到了。这段经历最有意思的地方在于，写完信后，我自己却完全读不懂写的是什么（左脑）！手术后的第一个晚上，吉吉编辑并寄出了这些信，信中还附带着一张手写的短笺。自从我开始康复，我听说了很多中风幸存者的故事，虽然他们不能说话（左脑），但是却能唱出他们的信息（左右脑）。美丽的大脑真是富有弹性且足智多谋，它竟然找到了沟通之法，真让人吃惊啊！

为了让自己的身体足够强健，能够承受住手术的"精确创伤"，我夜以继日地进行着锻炼。在头颅被锯子锯开前，我还想做一件事。从我的公寓沿街走 5 分钟就到了费尔斯威，那是一片广阔的林地，周围有几个小湖泊。费尔斯威对我来说曾是一片神奇之地。以前，我常常在下班后来到松林间的小径上漫步，放松自己，途中也很少见到别人。我会在那唱歌跳舞，也会在那昂首阔步，或者祈祷。对我来说，在那个神圣的地方，我可以与自然交流、返老还童。

我极度渴望能在手术前爬上那陡峭而湿滑的小山，深入到费尔斯威中去。我想要站在巨石之巅，在风中展开双臂，感受生命之力再次焕发。手术的前一天，我在凯莉的陪伴下，慢慢地爬上小山，让这一梦想成真。在巨石顶上，我俯瞰着波士顿的灯光，在微风中轻轻摆动着身体，我的呼吸绵长而有力，充满生命的能量。无论第二天的手术结果如何，我的身体都是由数万亿健康细胞凝聚而成的生命体。自中风以来，我第一次感觉到，我的身体已经足够强健，能够挺过即将到来的开颅手术。

第十二章

立体定向开颅术

1996年12月27日早上6点，吉吉和凯莉伴随在我的左右，我走进了麻省总医院接受开颅手术。每当我想起"勇气"这个字眼，我就会想起那个清晨。

我从小就有一头金色的长发。在奥格尔维医生为我注射药物之前，我记得我对医生说的最后一句话是："嗨，医生，我今年37岁，还是单身，请别让我全秃了！"说完这句话，他就把我弄晕了。

吉吉和凯莉对手术持续的时长感到不安。快到傍晚的时候，她终于被告知，我已经进了恢复室。醒来以后，我就意识到我现在的感觉与之前不同了。我的灵魂中有了光亮，我感到开心。在此刻之前，我的情绪一直相对平缓。我一直在观察这个世界，但是没有把情绪代入其中。从发生脑出血以来，我一直怀念我那孩童般的热情，如今能再次体验到"我"的感觉，真是如释重负。我知道无论未来如何，我都能满怀喜悦地面对它，一切都会好起来。

术后醒来不久，我就发现脑袋上左三分之一的头发被剃

吉尔 9 英寸的伤疤

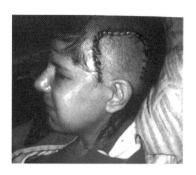

光了。一道 9 英寸的倒 U 形伤疤——从耳朵前方向上延伸了
3 英寸，又在耳朵上方水平延伸 3 英寸，再从耳后向下延伸 3
英寸深——上面覆盖着一块大纱布。医生多好啊，让我右边半
脑袋的头发得以保留。吉吉一到床旁就脱口而出："快说点什
么！"可不是吗，她最担心的，就是医生有没有切除我语言中
心的神经元，使我成了哑巴。我能够轻声地对她讲话，我们都
因此喜极而泣。手术绝对成功了。

　　手术以后，我在医院住了 5 天。最开始的 48 小时，我恳
求他们给我冰袋敷在头上。我也不知道为什么，只觉得脑袋像
被火烧似的，而寒冰则能缓解这种灼烧感，这样我才能入眠。

　　我在医院的最后一晚是新年前夜。深夜，我坐在窗旁，独
自一人看着波士顿市中心的灯火。我想知道新的一年会发生什

么。我思考着这段经历是多么的讽刺——脑科学家中风了。我为自己能体验到欢快和学到的东西感到庆幸。这令人畏惧的现实也触动了我的心：我是中风幸存者。

第十三章

我最需要的

请注意，本章的内容和建议主要围绕我需要被如何评估，以及我在康复过程中最需要的是什么展开。为此我创建了一份"康复建议"清单作为这些内容的总结。这份清单就在附录 A 和附录 B 中，以供您参考。

是否要康复，这是我每天都要无数次犹豫的抉择。我愿意付出努力尝试一番吗？我愿意暂时告别我新近体会到的狂喜，转而去理解或者重新接触外部的世界吗？最重要的是，我愿意忍受康复过程中的痛苦吗？以我目前的信息处理能力，我非常清楚带来欢乐和令人痛苦这两者的不同。处在右脑的梦幻奇境中，真是充满诱惑、妙不可言；而要让分析型左脑介入其中则会带来痛苦。因为"**尝试**"对我来说是一个有意识的决定，因此在康复时，有专业而充满关怀的医护人员陪伴左右非常关键。否则，坦白地说，我很可能就懒得去康复了。

为了让自己选择在混乱中慢慢恢复，而不是在没有左脑评判的情况下选择极乐幸福中的平和宁静，我需要改变自己的视角，不再问"我为什么要回去"，而是改问"我怎么会来到这个寂静的地方"。我意识到，我从这次经历中真正得到的启示，就是能够认识到，内心深处的平静是任何人在任何时候都能获得的。我相信涅槃的体验存在于右脑的意识中，而且任何时刻，我们都可以选择与那里相连。带着这份觉醒，我变得兴奋，因为我的康复将给其他人的生命带来改变——并不只是为那些从脑创伤中复原的人，也为每一个有"大脑"的人！我想象着世界上从此充满了快乐而平静的人，于是就有了动力，能够忍受康复名义下的痛苦。我内心的洞见是：**平静就在一念之间，想要得到平静，我们只需要让专横的左脑之声安静下来。**

康复，无论你怎样定义它，它都不是你可以独立完成的，我的康复过程完全受周围每一个人的影响。我极度渴望周围人在对待我时，能用相信我能够完全康复的态度。无论这一过程要花三个月、两年、二十年，或者是一辈子，我需要人们相信，我能够持续地学习、疗愈和成长。人脑处于奇妙的动态中，是一个永远在变化的器官。我的脑袋对新的刺激兴奋不已，允足的睡眠能够平衡这种兴奋，使它能够拥有奇迹般的复原能力。

医生曾经对我说："如果你中风6个月后，大脑的能力还没有恢复，那么就永远恢复不了了！"相信我，这不是真的。中风后整整8年的时间，我注意到自己的头脑学习和运作能力都有显著的改善，第8年我才认定，我的思维和身体完全恢复了。科学家已经充分地认识到，人脑有巨大的潜力，它能基于接收的刺激，改变神经的联结。人脑的这种"可塑性"使它能恢复已经丧失的功能。

　　我把大脑想象成一个游乐场，里面有很多小孩。这些小孩都很想取悦你，让你开心。（什么？你觉得我把小孩和小狗搞混了？）你看着游戏场，注意到一拨孩子在踢足球，另外一拨孩子像小猴子似的在方格铁架上玩，还有一拨在沙坑边上玩。每一拨孩子都做着不同但又相似的事情，很像大脑中不同组的细胞群。如果你把方格铁架拿走，那些玩铁架的孩子不会走掉，他们会加入其他孩子，玩其他能玩的游戏。神经元也是如此。如果你抹除了神经元在遗传上编好的功能，那么这些神经元要么会因缺乏刺激而死亡，要么会找到新的任务。用视觉举例，如果你在一只眼睛上盖一块布，阻挡视觉刺激进入视觉皮质细胞，那么这些细胞就会跑到邻近的细胞那里，看能否为新的功能出把力。**我需要周围的人相信，我的脑袋具有可塑性，有能力成长、学习和康复。**

　　说到细胞的疗养，怎么强调充足睡眠的重要性都不为过。我完全相信，对于怎样才能自我疗愈，人脑是最终的权威。就像我之前提到过的，对我的大脑来说，睡眠是"归档时间"，醒着的时候，外界的能量刺激涌入感觉系统，光量子刺激着视网膜细胞，声波在鼓膜上杂乱无章地冲击着，我很快就感到筋疲力尽。我的神经元无法满足大量外来刺激的需求，很快就无法理解任何传入的信息了。**在信息处理最基本的层面，刺激也是一种能量，我需要保护我的大脑，要让它远离被它认为是"噪声"的这类恼人的感官刺激。**

在数年的病程中，如果我不尊重大脑对睡眠的需求，我的感觉系统就会承受极大的痛苦，心理和生理都会疲惫不堪。我深信，如果我住进了传统的康复中心，在那里从而不得不强打着精神看电视，服用利他林（一种精神兴奋药）强行清醒，按照其他人的时间表接受康复治疗，那么我可能会总开小差，也不会那么努力**尝试**了。对我的康复而言，**尊重睡眠的治愈力非常重要。**我知道全国各地的康复机构都在尝试着各种方法，但我仍然要高声疾呼睡眠很重要，要睡觉、睡觉、多睡觉，而且在学习和克服认知困难的间隙，要睡更多觉。

从一开始，至关重要的是，我的照护者能让我自由地抛开过去的成就，这样我就能找到新的兴趣所在。**我需要人们爱我——不是因为我曾经是谁，而是从现在开始我将成为谁。**当我左脑这个老朋友不再禁锢那更有艺术性和音乐创造力的右脑时，一切都发生了变化，我需要家人、朋友和同事支持我重塑自我。在我的灵魂深处，我还是他们爱着的那个人。但因为脑部受创，我的脑神经回路变得不同，我对世界的感知也随之改变。虽然我的外表不变，走路和说话的方式也和中风前一样，但是因为现在我的脑内线路不同，我的很多兴趣和喜恶也变得不一样了。

我的心智受损如此严重。我记得自己曾经思忖，**他们会收回我的博士头衔吗？我什么解剖学知识都不记得了！**我想我需要找到一份新职业，这个职业要适合我新发现的右脑的天赋。既然我一直都热衷于园艺和照护草坪，或许这是未来一个可行的选项。我渴望人们接纳当下的我，允许我让右脑作为主导人格去自由发挥潜能。**我希望身边的人能鼓励我。我需要知道自己仍然有价值。我需要有能为之努力的梦想。**

就像我之前说过的，吉吉和我本能地知道，**迅速让脑系统迎难而上很重要**。脑内神经联结已经被破坏了，在神经元死亡或者完全忘记它们预设的功能前，重新刺激它们，很关键。康复的成功，完全在于清醒时的努力和睡眠时的修复，这两者能维系一个健康的平衡。手术之后的几个月，我完全不看电视、打电话和收听热线广播节目。这些都不算是合理的放松时间，因为它们耗费我的能量，让我变得无精打采，对学习也不感兴趣。还是那样，吉吉很早就意识到，提问时，**问题的答案要有多个选项，而不是简单地回答是或者否**。不得不对答案进行选择，可以让我打开头脑中的旧文档，或者创建新文档。仅需回答是或者否的问题，不会让我真正思考，吉吉鲜少会错过激活我神经元的机会。

因为我的脑袋丧失了线性思考的能力，我需要重新学习照顾自己，比如怎么穿衣服。我需要别人教给我穿鞋之前要穿袜子，以及为什么要这样。虽然我不记得日常用品的功能，但是对于如何使用它们，我非常具有创意。探索的过程很激动人心。谁能想到，一个叉子能成为一个很不错的后背挠痒器！

因为我的能量有限，我们每天都要非常仔细地甄选一番，把力气用在刀刃上。**我需要明确想找回的能力的优先等级，**不在其他事情上浪费能量。虽然我从没认为我可以恢复足够的智

第十三章　我最需要的

力，再次成为一名科学家或教师，但我知道，我特别想跟别人
分享关于人脑的美妙和弹性——只要我能重新激活我的大脑。
我选择将我的康复重点放在一项与艺术相关的活动上，这将有
助于恢复体能、提高手灵巧度和认知处理能力。为此，我决定
制作一个符合解剖学要求的彩色玻璃大脑。第一步，我要先
进行设计。由于失去了对大多数专业知识的记忆，我只好翻出
了解剖学的书，平摊在地上，拼凑出一张我认为大体准确（且
漂亮）的人脑图片。这件事锻炼了我的大肌肉群活动能力、平
衡力，也锻炼了我切割和操作玻璃的精细运动能力。我花了整
整 8 个月的时间才做成了第一个彩色玻璃大脑。当它完成的时
候，真是赏心悦目，我更有干劲做另一个了，随后做的这个大
脑现在就挂在哈佛脑库。

　　发生中风的前几个月，我答应到菲奇堡州立大学做一场公
开演讲。演讲日期定在 4 月 10 日，而那一天正好是我中风满
4 个月的日子。既然我需要一个努力的目标，而重新恢复流利
的语言正是我的首要任务，我决定把它作为我中风后的第一次
公开演讲。我决定参加菲奇堡的这次活动，演讲 20 分钟。我
要展示出一种状态，让台下的观众看不出我是中风幸存者。虽
然这个目标野心勃勃，但是我认为它是可行的。我采取了多种
策略来完成这一壮举。

　　首先，我得弄弄头发了！在手术后的头几个月，我可是引
领了发型新时尚。因为手术医生仅给我剃了左侧脑袋三分之一

的头发，我看起来有些奇怪。然而，如果我把右侧的头发"梳过来"，就能遮盖住这个 9 英寸的疤。有意思的地方在于，如何才能遮盖住新冒出来的根根碎发。很明显，现在的我有半个脑袋看起来毛茸茸的，但到了 4 月份，我就可以戴一个漂亮的小头巾了。我不知道演讲那天下午我的头发会不会露出马脚，也不知道是否有人会觉得我额头上那两个立体定向装置留下的凹痕很奇怪，像科学怪人似的。（立体定向装置是一种较大的环形仪器，在手术中医生用此装置固定患者头部。）

我卖力地准备着菲奇堡的演讲。首先，我要努力做到吐字清晰、条理清楚，其次我要挑战"像脑科专家那样"演讲。幸运的是，就在我脑出血的几个月以前，我在美国精神疾病联盟全国性大会上做了一次专业演讲，全程有专业的录像。为了恢复演讲技能，我采取的最基本的策略就是反复观看录像。我学着台上的那位女士（也就是我）如何使用麦克风。我观察她的头和身体是什么姿态，她是如何走上台的。我听着她的发声，她把单词串在一起时的韵律，以及她如何通过变化音量打动她的听众。我看着她以便模仿她。通过看这个录像，我学着再一次成为自己，行为举止像自己，走路和说话的方式也像自己。

至于演讲的内容和"像脑科专家那样"演讲，尽管从这个演讲录像中我学到了很多关于脑的知识，但可实在不能说自己是专家。录像中的演讲信息量太大，远超我大脑的接受能力，我简直好奇，我的听众是不是也有同感！然而，我确实学会了那些科学名词的发音，而且在反复观看后，我理解了她所讲的内容。我真的特别喜欢学习关于脑捐赠的知识，而且默默地想，如果我在中风的那个清晨去世了，吉吉会不会为了科学捐赠我的脑组织。每次听到脑库小调时，我都会笑出声来，随之也会感到痛不可当：录像中的那位女士，已经不复存在。

我用我能做到的最好的方式，整合了一段 20 分钟的演讲，用一个多月的时间日复一日地练习。只要没有人打断我，或者提出任何有关脑的问题，我都能蒙混过关，不会有人察觉到我最近中风的蛛丝马迹。虽然在实际演讲时，我的动作像个机器人似的生硬，但我没有错过任何一张幻灯片，当走出菲奇堡时，我觉得自己成功了。

虽然我现在不符合职业治疗或者物理治疗的条件，但是在手术后的 4 个月里，我花了大量的时间进行语言治疗。跟阅读比起来，说话对我来说不怎么成问题了。吉吉已经教给我字母表中的字母，以及这些弯弯曲曲的线条的发音，但是把它们连成单词，并赋予其含义，就实在超过了我脑子所能应付的范畴。阅读理解是一场灾难。我和我的语言治疗师艾米·拉德第一次会面时，她让我读了一个小故事，故事里包含 23 个事实点。她让我大声读出来，然后回答她的问题。结果，23 个问题，我只答对了 2 个！

刚开始跟着艾米做治疗时，我能大声地读出单词，但对于从嘴中发出的声音的意思却不明所以。后来，我一次能读出一个单词，也能懂发出的读音的意思，就接着读下一个单词。我认为问题很大程度在于，我无法把此刻与下一时刻连接起来，不能进行线性思考。只要每个时刻都是孤立存在的，我就不能把想法或者单词连在一起。我内心中感觉，大脑的阅读区域几乎全部凋零了，对于再次学习根本提不起兴趣。在艾米和吉吉的引导下，一周接着一周，我为了实现目标逐步前行。这很激动人心，因为恢复词汇的能力意味着脑海中的一些文档失而复得了。虽然尝试让人筋疲力尽，但是随着一个个单词被慢慢攻克，我脑海中的文档终于被打开了，我又重新进入了既往那个女人的生活中。有吉吉耐心地做掌舵人，我找回了航向，回到了我脑灰质那隐藏的缝隙中。

要想成功康复，重要的是关注我的能力，而不是我的失能。我们每天都庆祝我取得的进步，这样我就能关注当下正在做的事。我决定，能否讲话、能否走路，甚至能否想起自己的名字，这些都不重要。如果我能做的事就只有呼吸，那我们就庆祝我还活着——而且我们要共同深呼吸。如果我绊倒了，只要我能站起来，我们就庆祝。如果我流口水，我们就庆祝我还能吞咽！把注意力放在我的失能上实在是太容易了，因为它们太明显了。**我需要人们为我每天取得的进步庆祝，因为无论多么微小的成功，都对我鼓舞有加。**

手术之后的几周，也就是1月中旬左右，我左脑的语言中心开始苏醒，又能和我讲话了。虽然我很喜欢大脑静默时的那种幸福感，但当得知我的左脑有可能恢复之前脑内对话的能力时，我还是松了一口气。到了这个阶段，我拼命地想把我的思绪串起来，让思维跨越不同的时刻。头脑里的线性对话为我的思考打下了基础和框架。

我能成功的一个基本的秘诀是，在康复过程中，我会从认知上做出选择，避免任何负面的东西成为自己的绊脚石。在身体和情感治疗的过程中，感恩的心态能让我走得更远。当我从一个状态自然地过渡到另外一个状态时，我获得了很多康复的经验，也很享受这个过程。我发现，随着能力的增强，我对世界的认知也在改善。最后，我就像是一个蹒跚学步的孩童那样，总想要出去探索——只要不离妈妈太远就行。我尝试了很多新鲜事物，取得了很多的进步，也试着做了些我还力所不能及的事。我选择不让自己的情绪干预我，也就是说我要非常留神内心的自我对话。每天都有数以千计的时刻我认为自己不如从前，很容易就为自己感到难过。毕竟，我迷失了心智，自怜也是情有可原的。但是幸运的是，我右脑的欣喜和欢乐的感觉足够强，它们不想被自贬、自怜或者抑郁的感觉所替代。

别让自己成为自己的绊脚石还有一层意思，**就是我需要对其他人的支持、关爱和帮助敞开胸怀。**康复是一个漫长的过程，要花费很多年才知道我能恢复到什么程度。我需要治愈我的脑，这部分意味着我要允许自己大大方方地接受帮助。在中风之前，我是非常独立的人。工作日的时候，我从事研究科学家的工作，周末我则作为**行吟科学家**巡回演讲，家庭和个人事务都是我一手包办。以前我不愿意接受帮助，但在这种失能的状态下，我需要人们为我做点什么。从很多角度说，我的左脑受伤也算幸运，因为没有了语言中心的自我意识，我能欣然接受别人的帮助。

我能成功康复完全是因为，我能把每一项任务拆解成微小而简单的步骤去完成。吉吉简直就是个巫师，她总是知道在进入下一阶段的复杂练习之前，我需要掌握什么技能。无论是能坐起来之前，我充满干劲地摇晃身体和翻身；还是走上人行道时要知晓踩到缝隙也是没有问题的，这些微小的进步使我最终抵达成功。

因为我不能进行线性思考，我需要每一个人都假定我是一无所知的，这样我才能从头学起每一件事。我的脑袋无法将各类信息拼凑在一起。比如说，我可能不知道如何使用叉子，可能需要别人在不同的场合进行多次示范。我需要照护我的人充满耐心。有的时候，我需要他们一次又一次地为我演示，直到我的身体和脑袋弄明白我学的是什么。如果我没有"弄懂"，那是因为我脑中有一个洞，所以没法理解和吸收信息。当人们在教我的时候提高了音量，我多半就闭嘴不言了。我像一只无辜的小狗，当被人叫骂时，会变得害怕那个人，被他们的能量排斥，并不再信任他们。重要的是，我的照护者一定要记住，我不是聋子，只不过是脑袋受伤了。最重要的是，我需要照护者在第 20 次教我某件事时，还能和第一次教我时一样拥有同样的耐心。

我需要人们离我近点，别害怕我。我极度渴望他人的善意。我需要被触碰——轻抚我的手臂，握住我的手，或者当我流口水时温柔地帮我擦拭。如果中风幸存者的语言中心受损，他们可能无法和拜访者交谈。我知道对一个健康人来说，试着跟一个中风的人交流可能很不自在，**但是我需要拜访者带来积极的能量**。既然交谈是显然不可能的，如果人们来看我几分钟，握着我的手，慢慢地跟我讲讲他们在做什么，他们在想什么，告诉我他们相信我有能力康复，那么我会非常感激。对我来说，应付那些充满焦虑能量的人非常困难。我真的需要人们为带给我哪种能量负起责任。我希望每一个人都能舒展眉头、打开心扉，带给我爱。极度紧张、焦虑或者愤怒的人们对我的康复适得其反。

　　我学到的最重要的一课，就是如何感受情感中的生理成分。我的身体能感受到欢快。平静也成了我身体的一种感觉。我能体验到一种全新的感觉被激发，我认为这很有趣。我能感受到新的情感蔓延过身体，然后离开。我需要学习新的词汇，以便为这些新的"感觉体验"贴上标签，更加不可思议的是，我发现自己有能力选择是让这种感觉裹挟着自己、延长它在体内存留的时间，还是选择让它快速地流出身体。

　　我会基于内心对事物的感觉来做决策。当像愤怒、挫败或者恐惧等特定的感觉流经身体时，我觉得不舒服。于是我告诉大脑，我不喜欢这种感觉，不想让它们牵绊我的神经回路。我发现我可以利用左脑，通过语言，直接和大脑讲话，告诉它我想要什么，不想要什么。意识到这一点后，我知道我再也问不到以前的那个我了。我忽然对自己的感觉及这种感觉要持续多久，有了更多的自主权，我坚决反对重新激活以前那痛苦的情感回路。

留意情绪给身体带来的感觉，全然造就了我的康复。我花了8年的时间留意我的心智，看它如何对发生在我大脑中的每一件事进行分析。新的一天总能带来新的挑战和洞见。脑海中旧文档恢复得越多，旧日情感的负重也越多，我就越需要评估，保留这种潜在的情感神经回路是否有用。

情感疗愈是一个缓慢而乏味的过程，但是非常值得付出努力。当左脑变得越来越强健时，我似乎很自然地要为我的感觉和情境"责怪"其他人和外部因素。但实际上我知道，除了我自己和我的脑袋，没有谁有能力影响我的感受。外部的任何东西都不能夺走我头脑和内心的平静。这完全取决于我自己。我可能无法完全掌控发生在我生命中的事，但如何去感知自己的经历，完全由我做主。

第十四章

康复的里程碑

　　我被问到的最多的问题是"你用了多长时间才康复？"我给出的标准回答是："你指康复成什么样？"这并不是耍嘴皮子。如果我们把康复定义成重新回到以前的样子，那么我只康复了一部分。现在我对于情感相关的事宜非常挑剔，我感兴趣的那些情感就保留，不感兴趣的就无视（比如不耐烦、批评和冷漠）。这简直是中风带给我的一份大礼，让我能有机会选择成为哪类人。中风以前，我认为我是"大脑"的产物，对于我的感受和想法没有什么自主权。中风后，我的双眼睁开了，见识到了对于脑内发生的活动，我有很多的选择权。

　　比起重建我的心智和恢复身体的意识，身体的康复是微不足道的。手术后，吉吉保证了伤口的清洁，让缝了 35 针的伤疤愈合得漂漂亮亮的。我面临的最大挑战是手术导致的左颞下颌关节的问题，但在用费登奎斯法治疗后，很快就复原了。不过手术的伤疤麻木了 5 年之久，而我感觉头骨上的 3 个钻孔到了第 6 年才完全愈合。

　　我的母亲是一位非常明智的照护者，虽然她充满保护欲，但并不阻碍我取得进步。2 月中旬的时候，也就是中风后的第 2 个月，我第一次独自冒险走进这个世界。我的口头表达能力还可以，应该不会让我惹上麻烦（希望如此），况且我独自在外的时间也非常有限。吉吉开车载我到机场，把我护送到飞机座位上。我的一个朋友在另一边的机场接我，所以在这个大世界里，我并不用独自撑太久。我很喜欢这离巢的第一步，这是我追求独立的一大进步。这次成功的经历鼓舞了我，准备冒更大的险。

中风后的第 3 个月，吉吉教我如何开车。用极快的速度驾驶着有轮子的大型金属盒子，而与此同时，其他很多忙碌的人也在做着同样的事，而且他们还能同时吃东西、喝饮料、抽烟，对了，还能讲电话，这提醒我，我真是一个脆弱的生物，而生命是一份珍贵的礼物。对我的脑袋来说，阅读还是有困难，因此再次学开车最难的地方在于，我得记住交通标志。显而易见，这是个问题。即使我看到了那些标志，我的理解也慢得让人心痛。嗯，立在那里的大绿牌子什么意思？哎呀！糟糕！我错过出口了！

到了 3 月中旬，吉吉认为我可以试着靠自己独立生活了。虽然我离真正康复还有很大的距离，但是她觉得有了朋友们的帮助，我可以试着展开双翼了。她向我保证，如果我需要她，只需一个电话，她就会乘第一班飞机前来帮我。部分的我为不断增强的独立性感到兴奋，但绝大部分的我仍然感到恐慌。

在几周之后，菲奇堡的演讲成了我是否准备好恢复生活的一个重要的考验。当我准备开始自我照顾时，这个演讲让我可以集中精力。我的朋友朱莉开车载我到了现场，演讲非常顺利，我为此感到陶醉不已（双关语，因为头晕乎乎的真有醉了的感觉）。某种程度上，我不仅可以活着，而且能活得不错。我开始花些时间用家中的电脑为脑库做些工作。一开始的时候，我只能每隔几天工作几小时。后来，我能每周一两天往返于麦克莱恩医院。实际上，通勤比工作本身还要难。

手术后，医生坚持让我服用狄兰汀预防癫痫发作，这让情况更复杂。我从来没有得过癫痫，但是当脑颞区做过手术后，服用这种药是惯常做法。我像个普通患者那样，讨厌服药，因为药物让我感到乏力和昏昏欲睡。而最让人烦心的是，这种药让我无法再次感觉到自己是谁。中风后，我本就觉得自己是个陌生人，加上服用这些药物，我更加困惑了。有了这层体验，我更加感同身受，明白了为什么有的患者宁可选择精神错乱，也不愿意服有副作用的抗精神病药。幸运的是，医生同意让我每晚睡前服用全部的剂量，这样第二天早上我的意识就比较清明。手术后，我服用了近两年的狄兰汀。

中风6个月后，我飞回印第安纳州，参加高中毕业20周年同学会。这对于打开我大脑中昔日的旧文档是个绝佳的机会。两个最好的朋友一直陪伴着我，分享我们在特雷霍特南维戈中学念书时候的趣事。这次同学会的时机正好。我的脑袋正好恢复到既能吸收新的信息，又能打开旧的文档。参加这次同学聚会，让我拼凑起了青春的记忆。老话常谈，在这种情况下，因为我是中风幸存者，所以并不觉得现在的我不如昔日的自己。过去的朋友都待我非常好，这真是一段回忆往昔的好时光。

6月同学聚会后没多久，我参加了7月的美国精神疾病联盟大会年会。此时我担任的全国董事正好三年任期结束，于是我正式卸任。我向超过2000名联盟成员做了一个5分钟的演讲。我手持吉他，眼中含泪，心怀感激，向这些了不起的人表达了感激之情，是他们的鼓励让我有勇气回归。我一直都非常珍惜他们寄给我的那一箱子为我鼓劲的卡片。我深知，如果不是因为美国精神疾病联盟这个大家庭，我不会以这样的面貌出现在这里。

走路成了我常规锻炼中非常重要的一部分。当你感觉自己是流体时，你没法知道自己身体边界的起始位置。走路让我的身体再次强健了起来，在第一年时，我能一周走上几天，平均每天走3英里（1英里≈1.61千米）。我走路的时候手里会拿着小哑铃，边走边像个顽皮的孩子似的挥舞手臂——但是有节奏。我要确保锻炼到所有的肌肉群——肩胛带、肩部、手肘和腕部都会动起来。好多人像看怪人一样看我，但是丧失了左脑的自我意识中心，我才不管别人怎么想呢。负重前行有助于我恢复力气、保持平衡和调整姿势。此外，和我一起工作的一个朋友会用按摩和针灸的方式，帮我辨识身体的边界。

到了第8个月，我重新开始了全职工作，但无论是智力上还是体能上，我都不能完全胜任。我的脑中有一种无法摆脱的迟钝感。不幸的是，我的职责涉及一些复杂的计算机数据库工作，我也知道自己无法胜任。而且，由于中风，我急切地意识到，在这个星球上，我拥有的时间是多么稀少而珍贵。我想搬回印第安纳州的家。趁着我父母健在，我想跟他们共度更多的时光，这成了我生命中的头等大事。幸运的是，我的老板同意我作为精神疾病的全国代言人，继续为脑库工作，在任何的地方都行，对我回到印第安纳州，她给予了祝福。

中风1年后，我搬回了中西部老家。我最喜欢的地方，就是印第安纳州的布鲁明顿。这是一个大小刚好的大学城，里面充满了有趣而富有创造力的人——是啦，这也是印第安纳大学的所在地。回到印第安纳州让我感到很踏实，当我得知我新家的电话号码跟我的出生年月日一模一样时，我觉得真是回来对了！正是生活中发生的这类巧合让我知道，我在正确的时间出现在正确的地点。

中风的第2年，我尽己所能重建中风那天清晨的情境。一位治疗师与我一起，他帮助我用言语来描述那个清晨我右脑的经历。我相信，帮助人们了解经历脑神经功能退化是怎样一种体验，可以让照护者与中风幸存者关系更加密切。同时我也希望，如果有人读到了我的描述，而且也经历了相同的症状，他们能立刻寻求帮助。我和达纳基金会的简·内文斯和桑德拉·阿克曼一起，准备为我的经历撰写一本书。虽然这个想法最后没能实现，但是他们对我的经历感兴趣，还帮我梳理我认为有价值的事件，我很是感激。

第十四章　康复的里程碑

后来，当我的脑袋能再次学习大量的信息时，就到了我重返学术界的时候了。中风后第 2 年，我被印第安纳州特雷霍特的罗斯－霍曼理工学院聘用，教授解剖生理学和神经科学的课程。在我看来，他们就像是在付费让我重拾专业的细节。我发现，虽然我已经想不起专业术语了（左脑功能），但是我仍然记得每件事的样子，以及它们彼此之间的关系（右脑功能）。结果，我每天都把自己的学习能力压榨到极限，感觉自己的脑袋就要因为过度使用而爆炸了。我真的认为，用这种方式挑战我的脑袋正是它所需要的。我需要比学生们提前一节课的进度，这并不容易。整整 12 周，我用适量的睡眠来平衡工作，我的脑袋表现得相当出色。罗斯－霍曼应用生物学和生物力学工程系对我再次执教充满了信心，我将永远感谢他们。

为了让您了解我康复的时间表，我对逐年取得进步的要点进行了总结。中风之前，我是"自由细胞"（一种纸牌游戏）的超级玩家，我重新开始玩这款游戏已经是中风 3 年后了。在体能恢复方面，我每周坚持负重前行几天，每天平均走 3 英里，坚持了整整 4 年的时间，我的步伐才终于有了节奏。到了第 4 年，我的大脑变得可以同时处理多项事务——边煮意大利面边打电话这样简单的事也算。在此之前，我一次只能处理一件事，也就是说我对每件事都只能一心一意。在这场旅程中，抱怨可不是我的风格。我永远都记得我刚刚发生中风时的样了，我细数着自己的幸运，每天要感谢我的脑袋上千次，感谢在我试图唤醒它时，它给了我良好的反馈。因为有过别样的体验，我对现在的生活更加充满感激。

我曾认为有一种能力我永远丧失了，那就是理解数学的能力。然而让我吃惊的是，中风后的第4年，我的脑袋可以再次做加法了。大约中风4年半以后，减法和乘法能力也开始恢复，不过除法能力是到第5年才恢复的。闪存卡帮助我恢复了基本的数学能力。现在我在玩任天堂"脑训练"和"灵活脑学校"游戏。我认为每个过了40岁的人，包括中风幸存者，都会从这种脑力训练工具中受益。

到第5年年底，我不用盯着自己的脚，就能在坎昆海滩的岩石间跳跃。这是一个了不起的成就，因为在此之前，我必须紧盯着地面。中风后第6年我取得的瞩目成就是实现了自己的梦想：身体有足够的能量，能一次爬两级台阶。形象的画面一直是恢复身体功能的有效工具。我相信，专注于执行特定任务时的感觉，有助于我更快地恢复。中风以来，我每天都想象着自己能跨越几级台阶。我还记得那种纵情奔上台阶的感觉。我在脑海中反复重放这一幕，保持这个神经回路的鲜活，直到有一天我的身心协调一致完成了这个动作，梦想终于成真。

在这些年里，学界的同事和朋友一直对我慷慨友善。起初，我害怕同事们会认为中风的我没有什么价值，用居高临下的态度对待我，甚至歧视我。幸运的是，这完全是多虑。中风的经历不仅让我见识到了人脑的奇妙和弹性，也让我看到了人类精神之慷慨。很多美好的人滋润了我的心灵，我对他们的善意充满感激。

虽然中风后的第 2 年，我曾作为行吟科学家为哈佛脑库工作奔走，但是直到中风的第 7 年，我才接受了印第安纳大学运动学系的一份讲师兼职工作。此外，由于教授大体解剖学一直是我最大的乐趣，于是我开始在印第安纳大学医学院的大体解剖学实验室做志愿工作。能重新审视人体让我激动不已，而教授未来的医生有关人体的奇妙之处，更是一种殊荣。

在中风后的第 7 年，我晚上的睡眠时间从 11 小时减少到 9 个半小时。在此之前，除了保证晚上有充足的睡眠，我还会睡会午觉。在最初的 7 年里，我的梦境很怪异，反映的是我大脑里正发生的事。我梦到的不是人物或者情节，而是微小又毫无关联的片段搅在一起。我想这反映出我的脑袋如何将像素一样的信息拼凑在一起，形成完整的图像。当梦境开始再次出现人物和故事情节时，我吓了一跳。一开始时，梦境支离破碎、毫无意义，而到了第 7 年快结束时，我的大脑在梦境中忙得不可开交，以至于我醒来时有点无精打采。

到了康复的第 8 年，我对自己的感知终于从流体变回了固体。我开始定期进行激流回旋划水运动，我觉得尽可能地逼自己身体一把，有助于强化脑和身体的联结。我承认，我很庆幸能再次感受到自己是固体，但我也很怀念之前感觉自己是流体的时刻——那个感受到自己和宇宙合而为一的时刻。

我把现在的生活称为完美生活。我仍然作为**行吟科学家**为哈佛脑库的工作奔走。我继续任职于印第安纳波利斯的印第

安纳大学医学院。我会定期担任中西部质子放射治疗研究所
（MPRI）的神经解剖学顾问，该研究所设在印第安纳大学的回
旋加速器中心里，这是一个精确引导质子束对抗癌症的机构。
为了帮助其他中风幸存者，我正在参与创建一个虚拟现实系
统，通过这个系统，人们可以利用我称为"视觉引导意图"的
工具修复神经功能。

在体能方面，我喜欢清晨的时候在门罗湖滑雪，晚间则坚
持在附近散步。为了增强创造力，我在家里的艺术区里创作彩
色玻璃工艺品（大部分是人脑），弹吉他也成了源源不断的快
乐源泉。我每天都跟母亲交流，还担任美国精神疾病联盟布鲁
明顿区分支机构的会长，积极为精神疾病举行倡议活动。帮助
人们释放内心中的平静、喜悦和不可思议的美好，已经成为我
生活的一部分。

这些年，我有很多途径和读者分享我的经历，比如通过
《发现》杂志、奥普拉·温弗瑞的杂志《O》，还有美国中风协
会的《中风连线》杂志，以及国家中风协会的《中风的智慧》
杂志。我的康复故事已经在美国公共广播公司的《无限心灵》
中播出，直到现在，在 WFIU 的专访节目[1]中仍然可以听到。
此外，美国公共广播公司有一个全球播出的节目，名为《了
解：神奇的人脑》，我建议您也收听这个了不起的节目，其中
有关人脑可塑性的内容做得很棒。

1　www.indiana.edu/~wfiu/profiles.htm

第十五章

内心的洞见

　　经历了这次大脑深处的探寻之旅，我既心怀感激又觉得讶异，我的身体、认知、情感和精神竟然都完全康复了。在这些年中，左脑功能的恢复从很多方面来说都是巨大的挑战。当我左脑的神经网络失能时，我丧失的并不仅是左脑本身的功能，还失去了与这些神经回路明显相关的很多性格特征。某些功能细胞在解剖学上与人一生的情绪反应和消极思维相关，恢复这些细胞是开启心智的过程。虽然我很想重获左脑的功能，但坦白地说，一些想要从我左脑中死灰复燃的人格特质，并不被我的右脑所接受，因为右脑对我现在想成为什么样的人有自己的意志。无论是从神经解剖学的角度，还是从心理学的角度，康复的这几年都很让人着迷。

　　有个问题我一直反复问自己，对于那些与我想要恢复的记忆和能力存在神经关联的情感、情绪或个性特征，我是否也想要恢复它们？比如，我恢复了对自我的感知，继续成为一个单一的、固体的、与周遭独立开来的存在，而与此同时，那些与我的自负、强烈的争辩欲、想被肯定、恐惧分离与死亡等感情有关的细胞群仍保持沉寂，这种可能是否存在？我是否能重视金钱的价值，却不受困于匮乏、贪婪或自私的神经回路？我是否可以重拾我在这个世界上的立身之道，在等级游戏中流连，却又不丧失同情之心和人人平等的信念？我是否能重新融入家庭，又不卷入"我是家中小妹"的某种情节中？最重要的是，在我左脑个性再次出现时，我还能拥有我与宇宙联结的新体验吗？

我想知道，为了恢复左脑的功能，我需要牺牲掉多少右脑新出现的意识、价值观，以及由此而生的个性。我不想失去我和宇宙的联结。我不想体验自己是与万物分割开来的固体。我不想让我的思维转得太快，使我再也无法触及真实的**自我**。坦白说，我不想放弃涅槃的感觉。我的右脑意识要付出怎样的代价，才能让我再次被评估为**正常**。

现代神经科学家似乎满足于从神经学的角度来解释我们两个半球功能的不对称，但是左右脑结构的差异导致的心理或人格层面的不同，却鲜少被提及。常见的情形是，仅仅是因为右脑不懂口头语言、没有线性思维，就被奚落和描绘成一个极不招人待见的角色。在"化身博士"的故事中，我们右脑的人格被描绘成无法自控的、潜在暴力的、迟钝的、相当卑鄙的无知者，它甚至没有意识，如果没有右脑的存在，人类可能会更好！与之形成鲜明对比的是，我们的左脑经常被吹捧为懂语言的、有序的、有条理的、理性的、聪明的，是我们意识的主人。

在我中风之前，我左脑的细胞能够主导右脑的细胞，因此，我左脑的决断和分析特征主导了我的人格。当我发生脑出血、失去了定义**自我**的左脑语言中心的细胞时，这些细胞就不再约束我右脑的细胞了。随后，我得到了共同盘踞在我颅脑内的两个完全不同的性格画像。我大脑的两个部分不仅在神经层面上用不同的方式进行感知和思考，而且它们基于感知到的信息类型展现出不同的价值，也因此表现出非常不一样的性格。我的洞见是，右脑意识的核心特性直接与我内心深处平静的感受相连。右脑的这种特性完全是为了世界的和平、爱、喜悦和同情而存在的。

当然，这并不是说我认为自己患有多重人格障碍。多重人格障碍比我能观察到的要复杂得多。传统上来讲，我们很难（甚至不可能）区分自己的诸多性格中，哪些属于左脑，哪些属于右脑，因为我们是作为拥有单一意识的单个人来体验自我的。然而，不需要太多指导，我们就能轻而易举地意识到左右脑不同性格的存在，就算不是从自己身上认出它们，也可以从父母或其他重要的人身上认出来。我的目标就是帮助您将您的每一种性格归到对应的脑半球中，这样我们就可以尊重每一种性格的本质，使我们对想成为什么样的人有更多的自主权。通过把颅脑里的性格各归其位，我们就能采取一种**"平衡全脑"**的策略来引导我们的人生。

我们中的许多人似乎经常因为头脑中截然相反的性格而深受其扰。事实上，跟我聊过的每个人都敏锐地意识到，他们的性格中存在相互冲突的部分。我们总是说，我们的脑袋（左脑）让我这样做，但是我们的心（右脑）让我做完全相反的事。有些人用想法（左脑）和感受（右脑）界定事务。另一些人则用"头脑意识"（左脑）对应"身体本能意识"（右脑）。有些人将"小的自我意识"（左脑）和"大的自我意识"（右脑）相提并论，或者将"小我"（左脑）与"内在的我"或"真我"（右脑）进行划分。有些人按照工作脑（左脑）和度假脑（右脑）划分自己，另外一些人则用研究脑（左脑）对应外交脑（右脑）。当然，也有一种说法是男性意识（左脑）对应女性意识（右脑），阳性意识（左脑）对应阴性意识（右脑）。如果你是卡尔·荣格的拥趸，那么就会将其描述成感知思维（左脑）和直觉思维（右脑），以及判断思维（左脑）和知觉思维（右脑）。根据我的经验，无论你用什么来描述你的两种对立性格，我认为它们在解剖学上都源于大脑中的两个不同的半球。

　　在我的康复过程中，我的目标不仅是找到两个脑半球功能的平衡，也希望在将来的某个特定时刻，对由哪种性格主宰我的感官更有自主权。我认为这点很重要，因为我右脑人格的最基本特征是内心深处的平静和同情之爱。我相信，我们越是花时间让内心平静并让同情的神经回路运转起来，我们越是能向这个世界投射更多的平静和同情，而最终在这个世间，更多的平静和同情之爱也会被我们所拥有。因此，我们越了解哪一侧大脑负责处理何种类型的信息，我们在思考、感受和行动时就有更多的选项，不仅对个体如此，人类大家庭的相互合作更有赖于此。

从神经解剖学的角度来看，当我的左脑语言中心和定向联想区失能时，我获得了存在于右脑意识中的内心深处的平静。安德鲁·纽伯格博士和已故的尤金·达奎利博士在约 10 年之前进行的大脑研究，帮助我了解了人脑里究竟发生了什么。使用SPECT 技术（单光子发射计算机断层扫描），科学家发现人们在宗教或灵修层面拥有某种（神秘）体验的神经解剖学基础。科学家想要了解，人脑能够体验到意识的转换——从作为个体的意识体验转换到与宇宙**融为一体**的意识体验（上帝、涅槃、极乐），这种转换与大脑的哪个区域有关。

西藏冥想者和方济会修女被邀请在 SPECT 仪器内冥想或祈祷。他们被告知，当他们抵达冥想之巅或感到与上帝融为一体时，就拉动棉线。这个实验发现了脑内一些特定区域的神经活动变化。首先，左脑语言中心活动减少，使脑内的唠叨声沉默下来。随后，位于左脑顶叶后回的定向联想区活动减少。左脑这个区域帮助我们确定身体的物理边界，当它被抑制，或显示来自其他感官系统的输入减少时，我们就感觉不到身体边界在周围空间中从何处开始，在哪里结束。

定向联想区（身体边界，空间和时间）

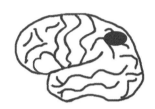

　　多亏了这项研究，我的体验有了神经学方面的解释：当我的左脑语言中心静默下来，左脑定向联想区接收的正常感官输入被中断时，我的意识就会发生转换，从感觉自己是固体，变成感觉自己是流体——并与宇宙**融为一体**。

第十六章

我的左脑与右脑

　　我知道，无论两个脑半球正在处理（或未处理）什么信息，我体验到的自己仍然是一个拥有单一思想的独立个体。我确信，我们所表现出的意识，是所有正在发挥作用的细胞的集体意识，我们的左右脑互为补充，共同创造了对这个世界的单一且连续的感知。如果识别人脸的细胞群和神经回路正常工作，那么我就能通过你的脸认出你。反之，我则使用其他信息来识别你，比如你的声音、行为习惯，或者你的步态。如果理解语言的神经回路完好无损，我就能理解你说的话。如果负责不断提醒我"我是谁、住在哪里"的细胞群和神经回路受损，那么我对自己的认知就会永久改变，除非脑内其他细胞能替代那些特定的功能。就像是一台计算机，如果没有文字处理程序，它就不能运行这个功能。

　　当我们评估两个脑半球的独特个性以及它们处理信息的不同方式时，似乎很明显，它们会展示出独特的价值系统，从而造就截然不同的个性。我们中的一些人同步培养了这两种特性，而且非常善于利用左右脑的技能和个性，使它们在我们的生活中能彼此支持、影响和调和。然而另外一些人则倾向于单边的思考——要么表现出极度僵化的思维模式，总是分析和批评（极端左脑）；要么总与普遍现实脱节，不接地气地让"大脑飘浮在云端"（极端右脑）。在两个脑半球的特性之间创造一种健康的平衡，能够使我们在认知上保持足够的灵活性以应对改变（右脑），也能保有具体而实在的认知来坚守自己的道路（左脑）。我们要学着珍惜和利用所有的认知天赋，对生命这份真实的杰作敞开胸怀。想象一下，如果我们下定决心，我们将创造一个多么富有同情心的世界啊。

　　不幸的是，同情心在我们的社会中通常很罕见。很多人花费大量的时间和精力来贬低、侮辱和批评自己（以及他人）做了"错误"或"糟糕"的决定。当你责备自己时，你可曾自问：在你体内大喊大叫的人是谁，你在对谁大喊大叫？你是否曾经留意到，这些消极的内在思维模式是如何增强内心的敌意，以及（或者）提升焦虑水平的？更加复杂的情形是，你是否发现，负面的内心对话是如何消极地影响你对待别人的方式，又给你招来了什么样的后果？

　　人类是非常强大的生物。我们的神经网络由神经回路中彼此交互的神经元构成，而它们的行为是可以预测的。我们越是有意识地关注某个特定的回路，或者越是花时间进行特定的思考，这些回路或者思考模式就越能在小的外部刺激下，有更多再次运行的动能。

　　此外，我们的头脑是高度精妙的"寻找，就必寻见"的工具。我们生来的设定就是专注于我们想要寻找的一切。如果我想要红色，我就会寻遍这世界各个角落里的红色。一开始可能只看到一点点红，但是随着专注寻找红色的时间越长，在不知不觉中，红色之物就会布满视野。

我左右两个脑半球的人格不仅用不同的方式进行思考，它们在处理情绪以及带动身体姿势的时候，也有明显可辨的差异。就拿目前的情况来说，就算是我的朋友也很容易从我走进房间时摆动肩膀的样子，以及从我皱眉头的方式，来分辨在那一刻是哪个脑半球在主导着我。我的右脑半球总是关注此刻、此地。它带着无拘无束的热情四处观望，对世俗浑不在意。它总是在笑，特别友善。与之形成鲜明对比的是我的左脑，它对细节全神贯注，严格按照时间表安排生活。它是我生活中严谨的那一面。它总是让我下巴紧锁，根据既往的经验做决策。它设定界限，并用对错或者好坏界定所有事物。哦，是的，它在做决策时会紧锁眉头。

我的右脑只关心当下时刻的富饶。它对我的生命和生命中的人和事充满感激。它满足、有同情心、充满关爱，而且永远乐观。对右脑的人格来说，没有好坏对错的评判，任何事都存在于相对的连续统一中。它接受事物的本来面目，承认现在发生的事情。今天比昨天冷，无所谓。今天下雨，那也没关系。它可能会注意到一个人比另一个人高，或者这个人比那个人富有，但是这些观察毫无评判之心。对于右脑来说，每个人都是人类大家庭中平等的一员。我的右脑不会感知或者注意到领土的概念，以及像种族或者宗教这类人为的界限。

这次脑出血给我带来的最大的幸事之一是，我能够重新振作起来，而且与纯真和内心欢愉有关的神经回路也得到了加强。由于这次中风，我能带着童稚的好奇之心，再次自由地探索这个世界。在没有显而易见的危险和紧迫的危机时，我觉得世界是安全的，在路上行走仿佛是在自家后院徜徉。在我右脑的意识中，人类被编织在一起、能量汇集，共同组成宇宙的织锦，生命是美妙的、人类是美好的——这就是他们本来的样子。

我的右脑性格敢于冒险、崇尚富足、善于社交。它对非语言的交流非常敏锐，具有同理心，能够准确地解读情绪。我的右脑对永恒之流敞开胸怀，在那里它让我和宇宙融为一体。它是我神圣思想的归属，是觉知者、智者和观察者。它是我的直觉和更高层次的意识。我的右脑永驻此刻，不受时间的羁绊。

我的右脑有许多天生的本领，其中之一是为我带来此时此刻产生的新洞见，这样我就能对头脑中包含过时信息的旧文档进行更新。比如说，我小时候不吃南瓜。多亏了我的右脑，后来我愿意再给南瓜一次机会，现在我超爱它。很多人用左脑做决策，却不愿意**步入正轨**（step to the right，即进入到右脑的意识中）。大多数人一旦做了决定，就永远和这个决定绑在一起。我发现，占据主导地位的左脑最不愿意做的事，就是与它的同行——开放的右脑半球分享有限的脑空间！

我的右脑愿意尝试新的可能性，能够跳出思维的框架。搭建思维框架的左脑建立了规则和规定，右脑可不受它的限制。所以，我的右脑非常愿意尝试新生事物，很有创意。它明白，在创新的过程中，第一步往往是混乱无序。它动觉良好，也十分敏锐，喜欢我的身体所具有的畅快地行动于世界的能力。通过细胞直觉，右脑能接收到传入的微妙信息，它的学习方式是触碰和体验。

我的右脑庆祝它在宇宙之中的自由，它不被过去所扰，也不畏惧将来。它敬畏生命和我全身细胞的健康。它不仅关心我的身体，也关心你的身体，关心整个社会的心理健康，关心我们与大地母亲之间的关系。

右脑的意识明白，我们身体中每一个由分子组成的细胞（红细胞除外）都与原始合子细胞（由母亲的卵细胞与父亲的精子细胞结合时产生）具有完全相同的天赋。我的右脑明白，50万亿个分子天才凝聚了我的形态，赋予了我生命的力量！（对此它经常会引吭高歌！）它明白我们在宇宙这块复杂的织锦中彼此交织，它会踩着自己的鼓点激昂前行。

在感知上挣脱了所有界限的束缚，我的右脑宣称："我是所有这一切的一部分。我们是这个地球上的兄弟姐妹。我们在此，就是为了让世界更加和平和美好。"我的右脑看到的是所有生命实体的浑然一体，我希望您也能亲身感受到您自身的这种特性。

我对右脑拥抱生命时那开放和热情的态度无比热爱，我左脑也同样让人惊叹。请别忘记，我花了近 10 年的时间，就是要恢复左脑的特性。我的左脑负责接收所有的能量和当下时刻所有的信息，还要接收我右脑感知到的所有不可思议的可能性，再把这一切塑造成可控制的东西。

我的左脑是我与外部世界交流的工具。就像我的右脑用图像拼贴画的方式进行思考，我的左脑用语言思考，并且不断地跟我对话。大脑的唠叨声让我一直处在生活的正轨上，而且让我知道自己是谁。左脑语言中心说"我是"的能力，让我与永恒之流分离开来，成为独立的存在。这样，我就成为一个单独的、与万物分离的固体。

当涉及整合信息时，我们的左脑的确是世界上最有用的工具。我的左脑能够分类、整合、描述、判断和批评分析一切事物，并为此自豪。它在持续的思考和计算中越来越强。无论我是不是在讲话，我的左脑一直忙着推理、合理化和记忆。它是一个完美主义者，是很棒的公司主管和家庭管家。它总是说："万物皆有其位，万物皆应在其位。"我们的右脑人格看重人道，而我们的左脑人格关心的是自身的财务和经济状况。

从做事的规模来说，我的左脑是一个出色的多任务执行者，喜欢在同一时间执行尽可能多的功能。它真是一只忙碌的蜜蜂，它将"每天从待办列表上划掉了多少任务"作为部分衡量自身价值的方式。因为它能进行有序的思考，所以很擅长机械操作。它专注于差异，能分辨特征，这些能力使它成为一个天生的建设高手。

　　我左脑的特殊天赋是能识别模式。所以，它擅长快速地处理大量信息。为了跟外部世界的生活保持同步，我的左脑处理信息的速度惊人地快——比右脑快多了，相比左脑，右脑总是慢吞吞的。有的时候，我的左脑可能要忙得发癫了，右脑却依旧懒洋洋。

　　左右脑在思考、信息处理和输出思想、语言或行为之间存在速度的差异，部分原因在于，它们拥有处理不同类型感官信息的独特能力。我们的右脑能感知波长较长的光。结果，我们右脑的视觉感知在某种程度上是交融的或柔化的。这种边界感知的欠缺，使它把注意力放到更大的图景上，关注的是事物之间的关联和融合。同样地，我们的右脑会接收身体发出的咯咯声，和其他自然音调所产生的低频率声音。因此，从生物学角度来说，我们的右脑天生就与我们的生理相调和。

　　相比之下，我们的左脑感知的是较短波长的光，这样它能敏锐地感知边缘。因此，我们的左脑在生物学上擅长识别相邻实体之间的分界线。同时，我们左脑的语言中心接收到的是较高频率的声音，这有助于它们觉察、辨别和解读口头语言常有的高频音调。

　　我们左脑最显著的特征之一是编故事的能力。左脑语言中心负责讲故事的部分，天生就能基于最小的信息量，使外部世界看起来合理。它的工作原理是接收所有需要处理的细节，然后把它们整合成故事。让人印象深刻的是，我们左脑的编造能力非常出色，在事实数据存在缺失时，它能自动填补空白。除此之外，在创建故事主线的过程中，左脑在"制造可替代的场景"方面简直就是天才。而且，如果你对一个主题真的很感兴趣，无论这个主题是好是糟，它都能特别有效地调动起这些情绪的神经回路，想尽所有"如果……，那么情况会是……"的可能场景。

随着我左脑的语言中心慢慢康复，能够再次运行起来，我总是会观察这个"讲故事者"是如何根据一点点的信息量，就得出故事的结论。很长一段时间，我发现"讲故事者"编造的这些滑稽的故事相当可笑，直到后来我意识到，我的左脑全心全意地希望大脑其余的部分能相信它编造的故事！在我左脑的特性和功能恢复的过程中，非常重要的一点是，我得明白，我的左脑会对到手的信息物尽其用。然而我要记住，我知道的和我认为我知道的，这两者之间有巨大的鸿沟。因此，我要保持足够警觉，因为左脑这个"讲故事者"可能会搅和出一出好戏，或激起一阵创伤。

同样，当我的左脑热情地编造故事，把它们当成事实来广而告之时，还会有某种制造冗余的倾向——它会制造出一些思维模式的循环，并在我的头脑中反复重现。很多人的思维循环会在脑内疯狂运转，我们往往会发现自己习惯性地想象着毁灭的可能性。不幸的是，我们的社会却并不教导我们的孩子要**谨慎地照顾好他们的心灵花园**。没有组织、审查或者纪律的约束，我们的思想会自发地泛滥。这是因为我们没有学会如何小心地管理脑内的思想，我们不仅容易受到别人对我们的看法的影响，也容易受到广告或是政治操纵的影响。

我不想要恢复的那部分左脑，是左脑中尖酸刻薄、庸人自扰，或者对自己和他人出言不逊的那些性格。坦白说，我只是不喜欢这些态度给身体带来的生理感觉。这些感觉让我觉得胸口发紧，感到血压上升，紧蹙的眉头更是会让我头痛。此外，我想把那总是自动回放过往痛苦回忆的情绪回路抛诸脑后。我发觉生命真的太短暂了，不能总是沉浸在过去的痛苦中。

在康复的过程中，我发现我性格中顽固、傲慢、讽刺以及嫉妒的那部分，就寄居在受伤左脑的自我中心。自我中心的这些部分使我可能成为一个输不起的人，可能让我怀恨在心、撒谎，甚至睚眦必报。唤醒这部分的性格特征，会扰乱我那刚刚体验到了纯真的右脑。我付出大量努力，有意识地恢复左脑的自我中心，同时也避免让这些旧的神经回路死灰复燃。

第十七章

掌握你的主导权

我把责任（response-ability）[1]定义为，在任何时候，面对来自我们感官系统的刺激，我们选择如何应答（response）的能力（ability）。虽然一些边缘系统的（情感）程序可以被自动触发，但是一个这样的程序，从被触发到涌入全身，再到完全被血液清除，仅需不到 90 秒的时间。比如说，我的愤怒就属于这类程序反应，能被自动触发。一旦被触发，我脑内释放的化学物质就会涌入全身，我就能感受到特定的生理反应。从触发开始，到愤怒的化学成分完全从血液中消散，只需 90 秒，我身体的自动应答就结束了。然而，如果 90 秒后我还是感到愤怒，那是因为我**选择**让这一神经循环继续运行。每时每刻，是继续羁绊在这种神经回路中，还是回到当下，让应答反应作为短暂的生理功能逐步消退，是我要做的选择。

承认了我左右脑特征的差异后，真正让人兴奋的是，我总

1　"责任"的英文拼写是responsibility，作者将其拆分成response-ability，意思为"应答-能力"。

会用不同的方式看待事物——我的水杯是半满的，还是半空的？如果你带着愤怒或者沮丧来找我，那么我就可以选择，是对你的愤怒接招，并争论出个是非黑白（左脑），还是感同身受地用一颗同情之心接纳你（右脑）。我们大多数人意识不到的是，我们总是在无意识地选择如何应答。我们很容易就陷入预先设定的应答方式中（边缘系统），以至于我们的生活就像是处于自动驾驶状态。我已经学到，我的高级皮质细胞越是关注边缘系统发生了什么，我对自己的所思所感就越有发言权。通过关注我的自动神经回路做出了哪种决策，我就拥有了自主权，能做出更多有意识的选择。从长远看，我要把什么吸引进自己的生活，是我可以做主的。

　　现在，我会花很多时间思考"思考"本身，这仅仅是因为我觉得人脑太迷人了。正如苏格拉底所说："未经省察的生活不值得一过。"我无须理会给我带来痛苦的那些思想，意识到这一点简直就拥有了至高无上的主导权。当然，思考带来痛苦的事件本身并没有什么错，只要我能意识到是自己选择要卷入这个神经回路里的。与此同时，我知道，我的意识足够有力量，能在我感到厌倦时停止那些痛苦的思维，这让我觉得释然。我知道，无论我的身体或者心灵处于何种境况，只要我决定**步入正轨（踏入右脑意识）**，把自己的思维带回当下的时刻，我就能选择一种平和与关爱的心境（右脑），这真是一种解放。

　　通常情况下，我选择通过右脑那不做评判的双眼来观察周围的环境，这样我就可以保持内心的喜悦，远离情绪主导的回路。某件事是否会对我的心理产生积极或消极的影响，由我自己决定。最近有一次，我一边开车，一边跟着我最爱的金杰·柯里[1]的 CD 唱："我心里真开心呀，真开心！"让人啼笑皆非的是，随后我就因为超速被拦了下来（很显然，握着方向盘的人太激动了！）。收到罚单后，我至少下了一百次决心，别再为这事感到沮丧了。可心里这个消极的小声音却不断地露出它丑陋的嘴脸，让我觉得郁闷。它想让我的头脑从每一个角度反复咀嚼这个场景，但是无论我怎么思考这件事，结果都是一样的。坦率地讲，左脑这个讲故事者的执拗行为，简直就是浪费时间和耗费情感。多亏了中风，我知道了掌握自己的主导权，通过有意识地让自己和当下对焦，就能停止思考过去发生的事情。

话虽如此，但在某些情况下，我会选择作为独立的固态踏入这个世界，拥有有别于他人的自我中心。有的时候，在争论或激烈的辩论中，我左脑的思想和态度会与你左脑的思想和态度相互碰撞，这对我来说纯粹是为了获得满足感。大多数的时候，我并不喜欢攻击性带给内心的感觉，所以我会回避敌意的对抗，选择同理之心。

对我来说，友善待人很容易，只要我能记得，没有人是随身携带着"如何做好一切"的指南来到这个世界上的。我们无非是生理和环境的产物。因此，每当我想到，是生理的设定使

---

1 www.gingercurry.com

我们不得不背负痛苦的情感包袱前行，我就选择用同情之心对待他人。当然，我认同人都会犯错，但这并不意味着我要让自己成为受害者，或者为你的行为和错误买单。你的事还是你的事，我的事也只属于自己。但是，你和我都能选择去感受内心的平静和分享善意。原谅他人和原谅自己是永远的选项。把这一刻视为最完美的时刻，也是永恒的选择。

细胞和多维回路

　　我的好朋友杰里·约瑟夫医生的人生哲学是："平和的心境应该是起点，而不是我们想要抵达的终点。"我对这句话的解读是，我们应该从右脑的平静意识出发，将左脑的技能作为手段，然后与外部世界进行互动。同时，约瑟夫还妙用了"双向渗透意识"这个词组来形容左脑和右脑的关系。我认为这是一个深刻而准确的观点。多亏了胼胝体，我们的左右脑才能错综复杂地紧密交织在一起，使我们将自身感知为单一的个体。然而，我们在这个世界上可以有两种截然不同的存在方式，明白了这一点，对于脑中发生的事，我们就可以有意识地选择掌握更大的自主权，这种自主权远超我们的想象！

　　当我的左脑恢复了快速处理信息的能力后，它的本事又回来了。现在它重回阵地，就像是以每小时一百万英里的速度重新回到生活的跑道上。不用说，我左脑语言中心和右脑平静的体验再次开启了和谐竞争，这样一来我便又回归到正常人的状态。一部分的我为能再次正常运作而激动不已，然而更多的时候，我感到害怕。

第十八章　　细胞和多维回路

　　失去左脑功能的经历让我打开了心胸，能用更加积极的态度看待那些经历了各种形式脑创伤的人。我常常在想，当缺少语言能力或无法和其他人正常交流时，这个人会获得怎样的洞见或特殊能力？我不会再为那些跟我不同的人或被认为不正常的人感到遗憾了。我意识到，怜悯不是一个恰当的回应。我不仅不会抵触不同的人，我还会怀着善意和好奇心被他们吸引。他们的独特性让我着迷，忍不住想和他们建立一种有意义的联结，哪怕只是通过眼神的接触，或者一个善意的微笑和得体的肢体接触。

　　当我开始为自己的生活负责时，我就是自己生活的驾驶员，我拥有驾驭生活的主权。在这个总让我感觉危险并飞速旋转的地球上，为了保持理智健全（平静的心），我持续努力地维持着左右脑之间健康的关系。我很高兴地意识到，我既和宇宙一样博大（取决于你问的是哪个脑半球），也可以仅仅是渺小的一粒尘埃。

　　每个人的大脑都是不同的，但是让我来告诉你有关我大脑的一些简单真相。似乎当我越能意识到自己可以影响周围的能量，我就越能按照自己想要的方式行事。为了监督我的生活，我非常仔细地留心着周围的事物是如何流动，或者如何停止流动的。依照着我想要把什么吸引到生活中，我会对事情的发生发展负责，并有意识地不断进行调整。这并不是说我能完全控制每一件发生在我身边的事。但是，我怎么去想、如何去感知这些事情，是我能控制的。只要我想**踏上正轨**（右脑），用同情之心体验生活，那么哪怕是负面的事件，也可以当作生命中重要的一课。

现在，我左脑的语言中心和那位"讲故事者"已经回归正常，我发现我的大脑不仅会编造荒诞不经的故事，还有沉浸在负面思考模式中的倾向。我发现，想要逃离这些负面思想或情绪的循环，第一步就是要认识到我在何时已经受困其中。有些人天生就很注意倾听脑中话语。然而，我在大学的很多学生会强烈地抱怨，仅仅是观察大脑在说什么，就会耗费他们太多的心力。站在一个毫无评判之心的旁观者立场去倾听脑的声音，可能会需要些练习和耐性，但是一旦你能掌控这种觉知，你就能从"讲故事者"那忧心忡忡的故事情节和创伤中抽离出来。

当我发现脑中的某种认知回路正在运作时，我就会集中注意力，观察这些回路给我的生理带来了何种影响。我警觉起来了吗？我的双眼睁大了吗？我的呼吸是深还是浅？我感到胸闷吗？我的脑袋是不是感觉轻飘飘的？我是否胃不舒服？我觉得坐立不安或者焦虑重重吗？我的腿在颤抖吗？恐惧、焦虑或者愤怒的神经循环（回路）可能被各种不同的刺激触发。然而一旦被触发，这些不同的情绪所产生的生理反应是可以预测的，你可以训练自己有意识地观察。

当脑中的神经回路让我感觉自己在苛刻地评判，有事与愿违的感觉，或者感到失控，我就等待 90 秒钟，好让这些情绪 /

生理的反应消失，然后我会像对待小孩子那样跟脑袋讲话。我会很真诚地说："我很感激你能对此有思想、有感觉，但是我真的不想沉浸在这些思想中，也不想再体验这些情绪了。请不要再提起这件事。"本质上，我是有意识地让脑袋不再纠缠于特定的思维模式中。当然，不同的人有不同的应对方式。有的人会说："终止！终止！"或者对自己的脑袋大喊："忙着呢！我太忙了！"又或者说："够了，够了，已经够了！别闹了！"

　　单靠内心之声规劝"讲故事者"，很多时候还不足以把我的意思传递给它，毕竟它只是发挥着自己正常的功能。我发现，当我为这些规劝的措辞赋予恰当的感情，并用真诚的情感去思考这些话语，我左脑的"讲故事者"就更能接受这类交流。如果我在规劝"讲故事者"时遇到难处，我就会在我要传递的信息中，增加一些肢体动作，比如伸出一根手指摇摆，或者保持直立、双手叉腰。就像当一个妈妈声情并茂、多管齐下地斥责孩子时，她传递的信息更有效。

　　我全心全意地相信，我大脑和身体中 99.99% 的细胞都希望我快乐、健康和成功。然而，左脑那小部分的"讲故事者"似乎并不会无条件地让我快乐，它非常善于挖掘那些可能会瓦解我内心平静的思维模式。我给这些思维模式的细胞群起了很多的名字，我最喜欢的包括"花生画廊[1]""董事会"以及"鸡零狗碎委员会"。这些细胞位于我的语言思维神经元中，它们

1　Peanut Gallary，指评论家群体，原指剧院廉价座席，直译为"花生画廊"。

对启动我悲观和绝望的思维模式非常有一套。这些细胞会引发嫉妒、恐惧和愤怒的负面特性，它们会在唠叨和抱怨中，在向每个人诉苦一切是多么糟糕时，变得越来越带劲。

极端情况下当这些细胞无视规劝时，我会用我真诚的内心之声，将语言中心的"花生画廊"安排到一个严格的时间表上。我会允许"讲故事者"在上午9点到9点半和下午9点到9点半这两个时间段痛痛快快地抱怨。如果它不小心错过了时间，那么直到下一次允许抱怨的时段到来之前，它都不许再抱怨了。我的脑细胞快速地明白了我的指令：对于不让它纠缠在负面思维模式中，我是认真的——前提是我有足够的毅力和决心去关注我脑中正在运行的是什么回路。

我真诚地相信，仔细倾听内心的声音对心理健康至关重要。在我看来，拒绝接受内心的语言暴力，是找到内心平静的第一步。意识到我脑中那个消极的"讲故事者"，其实只有一个花生的大小，这真给我长了不少士气。想象一下，当这些古怪的细胞都沉默下来，我们的生活将会多么甜美呀。但是要恢复我的左脑，我就只能让这些细胞再次发声。然而，我已经明白，为了让我保持全方位的心理健康，照料心灵的花园和管好这些细胞很必要。我发现，我的"讲故事者"只是需要我的意识发布一点点管控指令，便能知道我"想要什么"和"不能接受什么"。多亏了我们可以开诚布公地交流，"真我"才对这群特殊的细胞有了更多的掌控权；于是，我沉浸在不想要或不合适的思维模式中的时间就很短。

第十八章　细胞和多维回路

　　话虽如此，但当"讲故事者"回应我的指令时，它那些小花招还是让我哭笑不得。我发现这些细胞就像是小孩一样，它们会挑战我的权威、试探我的信念。一旦"真我"要求它们安静，它们往往会暂停片刻，然后再次迅速地跳进那些被指令禁止的循环中。如果我不能坚定地想要换个思路想想其他事情，不能有意识地启动新的神经回路，那么这些不招人待见的神经循环就会反扑，再一次霸占我的思维。为了阻止它们的行为，我准备了一份清单，上面列出的三件事能在我需要的时候帮助我扭转意识：第一，我会回忆一些我感兴趣的、能让我深入思考的事；第二，我会回想那些让我特别开心的事；第三，我会思考那些我想要做的事。当我极度想要改变当前想法的时候，我就会借助上面三个方法。

　　我还发现，当我最不想见到它们的时候——比如觉得身体疲惫或者情感脆弱时——这些消极的神经循环就更加容易冒头。不过，我越是知道我的脑袋在说什么，明白这些想法给我身体带来的感觉，我就越有力量选择我想要思考的、想要感受的内容。如果我想要获得内心的平静，我必须分分秒秒都乐意坚持不懈、持之以恒地**照料我的心灵花园**，而且要甘愿每天下一千次的决心。

　　我们的思维模式是建立在丰富的多维回路中的，我们可以学着仔细观察它。首先，每一个思维模式都有一个主题，这个主题是我们在认知层面的思考。比如，我的小狗尼娅在生命的最后 8 年中，大部分时间都会趴在我的腿上，陪伴我写这本书，当我在想它时，思考尼娅就是我大脑中的一个特定的回路。第二，每一个思维模式都会伴随或不伴随某种我能体察到的情感回路。比方说尼娅，当我想到它，我总是感受到巨大的愉悦，因为它是一个非常可爱的小生物。在我的脑中，有关尼娅的神经循环主题和情感回路是紧密联系在一起的。最后，这些特定的思维和情感回路，可能与一些复杂的生理回路连在一起，后者一旦被激活，就会产生可以预期的行为。

举例来说，当我想着尼娅的时候（思维回路），我就能体验到快乐（情感回路），而且很多时候，我都感到特别的兴奋（生理回路），做出一些小狗的动作（多维回路）。我会模仿小孩子稚嫩的声音，还会睁大双眼。我的开心根本无法掩饰，我会不自觉地摇摆身体，就像在摇尾巴似的。然而，除了这种兴奋和活泼的回路，在其他的时候，当我想起尼娅时则会感到巨大的悲伤——哀悼这位已离我而去的四条腿好友。在思想切换的瞬间，潜在的感情和生理回路也会发生变化，我的双眼会一下子盈满泪水。陷入深深的悲伤回路后，我胸口发紧，呼吸变浅，感到情绪压抑。我觉得膝盖无力，无精打采，黑暗的回路吞没了我。

这些激动的想法和感觉很容易一下子就跳进我的思绪，但是再次重申，90 秒过后，我就能有意识地选择我是否要沉浸在那种情绪或生理回路中。我相信，密切观察自己花了多少时间陷入愤怒回路，或者绝望的程度有多深，这对我们的健康很重要。长时间困在这些由情绪主导的回路中，对我们的身心健康造成毁灭性的后果，因为它们对情绪和生理回路具有强大的影响力。话虽如此，但是当这些情绪围绕我们时，我们对其报以尊重也同样重要。当我被自发的回路触动时，我很感激我的细胞能够体验到那种情绪，但是随后我就会选择回到当下的思绪中。

　　观察我们的回路和参与到回路中，找到这两者的平衡对自我疗愈很重要。虽然我很庆幸自己的大脑有能力体验到所有的情绪，但是对于要在那种特定的回路中待多久，我保持着谨慎。据我所知，想要快速地摆脱一种情绪，最健康的方法是，当这个生理回路袭来时，让自己完全沉浸其中。我完全不抗拒这个回路，让它在 90 秒内走完它的全程。这些情绪就像小孩似的，当它们被听到、被确认时，就得到了抚慰。随着时间的推移，这些情绪回路的强度和频率通常会减弱。

　　真正强大的思想被认为有巨大的能量，因为它们能同时触动多个情感和生理的回路。我们定义成中立的思想，拥有的能量也是中性的，因为它们不会激活复杂的回路。留心哪些回路被同步激发，将带给我们巨大的洞察力，让我们知道自己的脑回路是如何从根本上进行交互的，这样我们就能更有效地照顾我们的心灵花园。

　　除了花大量的时间与我的脑细胞交谈，我还会与组成我身体的 50 万亿分子天才们举行盛大的爱之欢庆会。我很感激它们的生生不息、完美协作，我毫无保留地相信它们会带给我健康。我每天早上的第一件事和每天晚上的最后一件事，就是虔诚地抱着枕头，双手交叠，感谢我的细胞让我又度过了美好的一天。我会郑重地大声宣布："姑娘们，衷心感谢。谢谢你们带给我又一个美好日子！"与此同时，我的内心充满强烈的感激之情。之后我会恳求我的细胞，**拜托了，请治愈我**，接着我还会想象免疫细胞回应我的场景。

我用开放而感恩的心无条件地爱着我的细胞。在一天当中，我常常不自觉地感谢它们的存在，并热情地为它们鼓劲。我能成为一个很棒的人，能够把能量输入这个世界，全都是因为它们。当我排便时，我为细胞帮我清除了体内的废物而欢呼。当我排尿时，我对膀胱细胞的存储能力无比赞赏。当我感到饥肠辘辘又没有食物时，我就提醒我的细胞，我的臀部储存了燃料（脂肪）。当我受到威胁，我感激细胞能够战斗、逃跑或者装死。

与此同时，我会倾听身体对我讲的话。如果我觉得累，我就让细胞睡觉。如果我觉得自己懒洋洋的，我就让细胞动一动。如果我感到疼痛，我就安静下来，好好呵护伤口，有意识地顺从这股疼痛，这样才会很快好起来。我们的细胞用疼痛来告知大脑，身体某处受伤了。细胞会刺激痛觉受体，让我们的脑袋集中注意力。一旦脑袋意识到了疼痛的存在，细胞就达到目的了，随后痛感要么减弱，要么消失。

在我看来，专注的人脑是这世间最强有力的工具，通过应用语言，我们的左脑能指导（或阻碍）我们身体的治疗和康复。我左脑的自我意识是 50 万亿分子天才的首席啦啦队队长，可以为细胞们加油鼓劲，而且当我定期鼓励我的细胞"**加油吧，姑娘们！**"时，我禁不住想，这会在我体内引发某种振动，进一步促成一种治愈的环境。我相信，当我的细胞们健康且开心时，我才会健康而开心。

上述并不是说，真正罹患了精神疾病的人有能力完全掌控脑中发生的事情。不过，我确实相信所有严重精神疾病的症状都源于一个生物学基础：哪些细胞与另一些细胞进行交互，交互时产生哪种化学物质，该化学物质的量是多少。脑科学研究已快弄明白精神疾病背后的神经回路机制，随着这方面知识的不断增加，我们会更加深入地了解，如何才能更有效地监测和关注这类人群的精神健康。

从治疗方法来说，我们可以通过药物的化学作用和电刺激来影响我们的脑细胞，通过心理治疗来影响我们的认知。在我看来，医学治疗的目的是提升我们体验普遍现实的能力。有些人愿意尝试各种方法来促进自身与他人的联结，对此我很赞赏。不幸的是，在确诊为精神分裂症的患者中，有 60% 的人并没有意识到自己生病了。所以，他们既不寻求治疗，也不看重治疗的价值，常常通过滥用药物和酗酒来自我"治疗"。任何人哪怕是为了娱乐而尝试这些物质，也会降低他们体验共同现实的能力，从而损害个人的健康。

虽然有些人声称人们有权精神错乱，但是我认为，无论导

致脑部疾病和创伤的原因是什么，保持理智和体验共同现实才
是每个公民的权利。

第十九章

寻找内心深处的平静

　　中风之后的顿悟是一份无价之宝，它让我明白，内心深处的平静只在一念之间。能体验到平静，并不是说你的生活总是幸福顺遂的。而是说，哪怕身处繁忙混乱的日常生活，你也有能力迈入幸福的心理状态。我意识到，对于我们生命中的很多人来说，我们的思考之脑和同情之心有时似乎相距甚远。我们中的一些人，只要内心向往，就能跨过两者之间的距离。而另外一些人却太执着于无望、愤怒和悲苦，以至于仅仅是"拥有一颗平静的心"这样的想法，都让他们感到陌生和不安。

　　基于我左脑失能的这次经历，我完全相信，内心深处的平静感受是驻扎在我右脑的一个神经回路。这个神经回路持续不断地运转着，我们总是可以深入其中。平静的感觉是某种发生在当下时刻的感受。它不是某种我们能从过去带来，或者能投射到未来的东西。体验内心平静的第一步，就是愿意身处此时此地，活在当下。

　　我们越是能意识到内心平静的神经回路在何时运作，我们就越容易有意识地进入到这个回路之中。有些人很难在这些神经回路运作时认出它们，这仅仅是因为我们的脑袋被其他的想法分散了注意力。这倒是合理的，因为西方社会总是更加看重和奖励我们"做事的"左脑，远超我们"存在的"右脑。因此，如果你总是无法进入右脑回路的意识中，那么很有可能是因为，你把在成长过程中学到的一切都用到了工作中，取得了很好的成效。恭喜你的细胞取得的成功，但也请认识到，正如我的好朋友凯特·多明戈博士说的："觉醒并不是一段学习的过程，而是一段不学习的过程。"

我们的左右脑协调工作，在一分一秒的连续时间中创造了我们对现实的感知，也就是说，我们的右脑一直处于锻炼的状态中。当你与当下联结时，一旦你学会了识别贯穿身体的微妙感受（和生理感觉），就可以训练自己根据自身需要重新激活这个回路。我将与您分享一些我的方法，它们**提醒**我回到此时此刻，回归平静的右脑的意识和性格。

为了体验到内心的平静，我首先会记住，我是一个更大的构架的组成部分，这个构架就是能量和分子的永恒之流，我无法与之分离（见第二章）。明白了我是宇宙之流的一部分，让我从最根本上感到安全，让我觉得生命仿佛处在极乐的天堂。如果我和宏大的整体是不可分割的，那我怎么会觉得脆弱无助呢？我的左脑把我当成脆弱的、会死掉的个体。而我的右脑则意识到，我存在的本质拥有永恒的生命。虽然我可能会失去这些细胞，丧失感受立体世界的能力，但我的能量却能重回宁静的欢乐之海。知道了这一点，我就对此刻所拥有的时间充满感激，并热情地投身于维护构成我生命的细胞的健康。

为了重回当下的时刻，我们必须有意识地让思绪慢下来。为此，你要下决心别着急。你的左脑可能行色匆匆，忙着思考事物、深思熟虑和分析，但是你的右脑非常从容。

此时此刻，除了阅读这本书，你还在做什么？除了阅读，还有什么认知回路在运作吗？你是否频频看表，或者身处一个忙乱的环境中？你要先意识到这些无关紧要的想法的存在，然后感谢它们的贡献，并让它们安静片刻。我们并不是要赶走它们，只是要在这几分钟里**按下暂停键**。放心，它们哪儿也不去。当你准备好再次与你的"讲故事者"互动时，它会立即归位。

当我们陷入认知思维和心理循环时，严格地说，我们没有处在当下。我们可能会想一些已经发生过的或尚未发生的事，虽然我们的身体在这里、在此刻，但是我们的思绪却在别处。为了重回当下，应允许你的意识从那些分散了你此刻注意力的认知回路中转移出来。

如果可以，请想一想自己的呼吸。你在读这本书的时候，应该正处于一个放松的状态。深吸一口气，继续，就这样。把气深深吸入自己的胸腔，看看肚子鼓起来没有。你的身体发生了什么？它正处于一个舒服的姿势吗？你的腹部是感觉平和，还是有点反胃？你饿吗？你的膀胱充盈吗？口渴吗？你的细胞是觉得累还是觉得神清气爽？你的脖子怎么样？请让其他所有分心的思想暂停，观察片刻你的生活。你坐在哪里？光线怎么样？你觉得坐在那里是什么感受？再次深吸气，再吸一次。放松身体，舒展你紧绷的下巴和皱着的眉头。沉湎于当下，此刻的你是一个活生生的、拥有旺盛生命力的人！让庆幸和感激之情弥漫你的意识。

为了帮助自己找回平静的右脑意识，我会观察我的身体如何将信息整合成系统，以及如何利用那些已经建立的回路。我发现当感官信息流入身体时，关注着它们，是非常有用的方法。然而，我并不仅仅留心感官信息，我会有意识地去体验感官回路所带来的生理感觉。我反复问自己，**在这里做这件事感觉如何？**

吃、喝、感到开心，这些都是发生在当下的事。我们的口腔包含了各种各样的味觉接收器，使我们不仅能尝到各种美味，还能体验到食物独特的质感和不同的温度。请试着更加密切地感受食物的味道，留心不同食物的质感，以及它们入嘴后的感觉。你认为什么是有趣的食物？为什么呢？比如我喜欢拨弄木薯粉布丁里的那些胶质小球。意大利面的质感也是我喜欢的。然而，我觉得最好玩的是，我可以从半冷冻的豌豆里压出豆仁，或者把土豆泥在唇齿间碾来碾去。我猜在你很小的时候，你的妈妈可能不允许你在餐桌上这样干，但如果是在自己家里，我想这应该没什么大问题吧。当你与食物同乐时，实在是很难让紧张的情绪有一席之地。

除了饮食对身体的贡献外，很重要的是，我们也要考虑食物对身心造成的冲击。除了关注传统的营养价值外，试着留心精选的食物给你的身体带来的感受。摄取糖分和咖啡因后几分钟，我就会觉得坐立不安。这种感觉我不喜欢，于是就会避免。吃含有色氨酸的食物（牛奶、香蕉和火鸡）时，能快速提升我脑中神经递质血清素的水平，让我觉得舒畅。当我想要集中精力和保持平静时，就会有意识地选择这类食物。

一般来说，碳水化合物会迅速转化成糖，让我的身体昏昏欲睡、大脑麻木。我也不喜欢碳水化合物所激起的血糖 / 胰岛素反应，这会让我食欲大增。我喜欢蛋白质带来的满血复活的感觉，它给我能量却不会让情绪起伏不定。你对这些食物或许有不同的反应，那也没关系。平衡饮食很重要，但是你的首要任务是留心你是如何燃烧能量的，食物又是如何影响你的感觉。

对任何人来说，最容易转换心情（变好或者变糟）的方法之一，就是刺激鼻子。如果你的嗅觉过于敏感，现实世界的生活可能会让你有点难熬。但利用我们的嗅觉把自己拉回当下却相当容易。点燃一个香薰，让香草、玫瑰或者杏仁的味道掩盖记忆中的压力。当有气味飘过你身边时，请抓住这个认知回路，花些时间来识别这个气味。用 1 到 10 分来评判这个气味是让你愉悦还是反感。记得去体会不同气味带来的生理感觉。让它们把你带回当下。

如果你的嗅觉有问题，那么我完全相信，提高嗅觉的敏感度是可行的，除非负责嗅觉的神经回路永久地断掉了。如果你刻意地留心周遭的气味，你就是在向脑袋发射信号，告诉它你很在意嗅觉。如果你想提升嗅觉，就要花更多的时间闻不同的气味，并与你的细胞对话！让它们知道你想要提高嗅觉能力。如果你愿意改变你的行为，并为此有意识地花更多时间思考你闻到了什么，愿意把精神集中到"闻"这个行为上，那么神经联结就会得到强化，并从而变得更强。

说到视觉，运用双眼的方法基本上有两种。现在花点时间看看你眼前的景物。你看到了什么？你的右脑捕捉的是大的图像。它看到的是整体，其中的每个事物都是相关联的。它观察的是整个区域，不会关注任何细节。你的左脑迅速聚焦单个物体的轮廓，并描述出图像中的特定实体。

当我站在山顶上放松双眼时，右眼看到的是眼前开阔的景色有多么壮丽。从生理上讲，我能在内心深处感受到全景带来的震撼，并为地球的美好而发自内心地感到谦卑。我可以通过再现看到的风景，或者回忆风景带给我的感觉来回忆那一刻。而我的左脑却完全不同。它急切地把注意力放到特定类型的树木和天空的颜色上，并分析特定类型的鸟叫声。它区分云的类型，勾勒树的轮廓，并记下空气的温度。

此刻，请从阅读中暂缓片刻。闭上你的双眼，辨认出三种你听到的声音。试试看吧！放松大脑，延伸感知。你听到了什么？仔细听，听听更远处。就像此刻，我正坐在落基山脉落基岭音乐中心的一间小木屋里，这里邻近埃斯特斯公园。此刻，我的耳朵能听到小溪从窗口的右边流过，发出了潺潺声。而当我把注意力集中在聆听更远的声响时，我听到孩子们练乐器时发出的断断续续的古典音乐声。而在双耳的近处，我听到电热器发出嗡嗡声，就在我的小屋里，正在给我温暖。

　　听你喜欢的音乐，而不要在认知层面上分析或判断它，这是另一种回到此时此地的好办法。音乐不仅感染你的情感，也会感染你的身体。让身体随着旋律摇摆起舞。放下你的矜持，让身体沉浸在音乐的流转之中。

　　当然，无声之境也一样美好。我喜欢把双耳浸在浴缸的水里，这样就能与声音隔绝。我也会关注身体发出的咯咯声，并赞扬我的细胞一刻也不松懈的努力。我发现我的大脑很容易被听觉刺激干扰，于是我在工作或者旅行的时候总是戴着耳塞。我认为防止脑刺激过载是我的责任，而在很多场合下，耳塞都是我忠实的精神保护者。

　　我们最大和最多样化的感觉器官，就是我们的皮肤。正如我们的大脑可以运行如思考、体验情感，或者与生理反应发生特定关联等神经回路一样，我们的皮肤布满了各种受体，能够感受到特定形式的刺激。与其他的感官一样，皮肤对轻触、压力、冷热、震动和疼痛的敏感性都是独一无二的。一些人比另外一些人能更快速地适应。虽然我们中的大多数人在穿上衣服后，不会想太多，但还有一些人非常敏感，以至于他们的大脑会反复思量衣服的质地和重量。我时常感谢我的细胞适应外来刺激的能力。想象一下，如果它们无法适应，我们的脑袋会多么忙碌啊！

　　如果可以的话，请再配合我一次，请从阅读中暂缓片刻。这一次，请闭上眼，想一下你的皮肤此刻接收到的信息。空气的温度怎么样？你衣服的质地怎么样——柔软还是粗糙，轻盈还是沉重？有什么东西顶着你吗，比如一只宠物或者一个枕头？思索片刻你的皮肤。你能感觉到戴着的手表或者眼镜吗？能感受到肩膀上垂着的头发吗？

　　从治疗的角度看，没有什么比"触碰"更能带来亲密感，无论是触摸一个人，还是一只毛茸茸的小动物，或者是家里的植物。触碰和被触碰，二者对身体来说都是无价之宝。哪怕只是淋浴时，感受水滴落到身上的感觉，都是把自己拉回当下的好方法。在洗澡或者水池玩水时，感受水对皮肤的压力，这是很棒的轻度压力和温度刺激。请允许这类形式的活动所拥有的能量把你拉回此时此地。训练自己密切关注不同的神经回路是何时被触发的。当你这样做时，就是在鼓励这些回路发挥作用。

　　对身体进行深度按摩也有很多好处。不仅是因为它可以帮助缓解肌肉紧张，而且能促进液体在细胞环境中的流动。人体内环境的运作就是靠细胞获取营养和清除废物。任何增加细胞活力水平的刺激我都热烈地支持。

　　在利用触碰回到当下的方法中，雨滴的触碰是我最喜欢的。在雨中行走是一种多维的体验，让我深受触动。雨水滴落到脸上的瞬间，立即就能让我切换到右脑的美丽和纯真之中，让我觉得被深深的纯净包裹着。脸上感受阳光的温暖，或者双颊体验微风的轻抚，都能让我与能感受到万物合一的那部分自我产生联结。我特别喜欢站在海边，张开双臂，仿佛乘风飞翔。随着回忆味道、声音、味觉和内心深处的感受，我就能马上重回涅槃的状态中。

我们越是关注事物的外形、声音、味道、气味、带给皮肤的触感和给内在的生理带来的感觉等诸多细节，我们的脑袋就越容易再现那一时刻。用生动的想象取代不想要的思维模式，能够帮助我们将意识转换到内心深处的平静中。然而，虽然用感官去重建体验是件不错的事，但我相信，重建体验最重要的价值在于，我们可以借此记住潜在的生理感受是什么。

告知读者利用感官刺激把自己带回当下时刻，却不提及能量动力和直觉这两个主题，就这样结束这一章可不行。那些右脑非常敏感的人，我知道你们懂得我在说什么。与此同时，我也能理解很多人认为，如果某样东西，是我们的左脑闻不到、尝不到、听不到、看不到、碰不到的，那么我们就会怀疑它是否真的存在。我们的右脑能够探测到左脑无法探知的能量，因为它生来如此。两个脑半球在协作共建我们对现实单一的感知时，它们的运作方式存在着根本的差异，当你更加了解这一点时，我希望你对诸如能量动力和直觉这类事，能不再那么不舒服。

206

　　请记住我们本身就是能量生物，我们天生就能感知能量，并将其转化成神经代码，记住这一点更能使你意识到自身的能量动力和直觉。当你刚进到一个房间时，你能感到屋内的气氛吗？你是否想过为什么前一分钟还舒适自在，随后立刻充满了恐惧？那是因为，对于我们凭直觉感知到的微妙的能量动态，右脑生来就能体察和破译。

　　中风以后，我更加留心人、地、事在能量层面给我带来的感受，并几乎完全借此引导我的生活。然而，为了倾听右脑充满了直觉的智慧之语，我必须有意识地放慢左脑的速度，这样我就不会被这个"讲故事者"的喋喋不休左右。在直觉上，我不会质疑为什么自己会下意识地被一些人和一些情境吸引，而对另外一些则十分排斥。我只是听从我的身体，并默默地相信我的直觉。

　　与此同时，我的右脑完全尊重因果现象。在能量的世界，每一件事都彼此影响，如果我忽略右脑的洞见，那就太天真了。比如，如果我在射箭，我不会只盯着靶心，我会追踪箭头到靶心之间的轨迹。我会想象自己的肌肉用完美的力道拉开弓，我会把注意力放到整个过程的流畅性上，而不是只盯着最终的目标。我发现当我的感知被延展、想象的是整个过程时，射中率就会提升。当你参与体育运动时，你有权力选择如何去感知你与目标之间的关系。你可以把自己看成是单独的——你的位置在 A 点，你的目标在 Z 点；又或者你可以把你和你的目标看成一个**整体**，共同处在彼此空间里的原子和分子之流中。

我们的右脑感知全局，并认为所有围绕着我们、有关我们、在我们之间和我们体内的事物，都是由能量粒子构成的，这些能量粒子编织在一起构成了宇宙织锦图。既然一切事物都彼此联系，那么无论我们在哪里，我周围和我体内的原子空间，与你周围和你体内的原子空间，二者之间都存在着紧密的联系。在能量的层面上，如果我想着你，向你发送好的能量振动，在光亮中拥抱你，或者为你祈祷，那么就是我想要治愈你，并有意识地为你发送能量。如果我为你冥想，双手敷在你的伤口上，那么就是我刻意引导我存在的能量为你疗愈。灵气疗法、风水学说、针刺和祈祷（仅举几例）起作用的原因，到现在还是医学上的谜团。这主要是因为，我们的左脑和我们的科学目前还不能跟上我们所真正了解的右脑功能。然而，我相信右脑完全明白它们是如何用直觉去感知和解读能量动力的。

除了利用感官系统，我们也可以通过运动输出系统的技能，将我们的感知带回此时此地。有意识地放松你经常感到紧张的肌肉，能帮助你释放被压抑的能量，让你感觉更好。我总是检查我的额头是否绷得很紧，如果我晚上睡不着，我就会有意识地放松下巴，然后很快就能入睡。思索你的肌肉正在做什么，是把你的思想带回当下的好方法。系统性地绷紧和放松肌肉，能帮你回到此地此刻。

很多人通过活动和锻炼来转移他们的思想。瑜伽、费登奎斯法、太极，对个人的发展、放松和成长都是绝佳的工具。非竞赛性的运动也是一种很棒的让你回归身体、远离左脑思维的方法。在大自然中散步，唱歌、创作和演奏音乐，或者在艺术中流连忘返，这些都能轻易地让你的感知回到当下。

另外一种让我们从心烦意乱的左脑认知回路中转移注意力的方式，就是刻意地使用我们的声音，来打断那些让我们感到压力和分心的循环模式。我发现"祷语"（mantra，原意为"心灵休憩之所"）这种不断重复的发音模式很有帮助。比如，我能通过深呼吸和不断地重复 **"此刻，我要喜悦回归"**，或 **"此刻，我完美、完整、美好"**，或 **"我是宇宙之子，纯真而平和"**，转换到右脑意识中。

聆听祷文，可以引导我进入到一种充满情感和生理体验的思维模式中，这也是一种将我们从不想要的思维回路中转移出来的好办法。祈祷也是如此，有意地让大脑进入选定的思维模式，从而取代不想要的思维模式，可以自觉地引导人们的思维，脱离像旋转鼠笼那样不断重复的语言模式，进入一个更加安宁的境地。

我特别喜欢用颂钵调音。这种乐器是由精美的石英水晶构成的大碗。轻抚这种乐器时，它会发出强有力的回声，我甚至能感觉到声波的振动直抵骨髓。当颂钵之声响起时，焦虑的感觉完全没有机会侵袭心智。

一天当中我也会抽好几次天使卡[1]，这能让我专注于我认为的生活中重要的事。原版的天使卡有各种尺寸，每张卡片上都有一个单词。每天醒来，我都会充满仪式感地邀请一位天使进入我的生活，并抽一张卡片。随后的一整天，我会特别关注那位天使。如果我感到压力，或者要打一个非常重要的电话，我常常会抽另外一张天使卡帮我转移注意力。我总是在寻求，对宇宙带给我的一切都保持开放的心胸。我让天使卡帮我回到一种慷慨的精神状态中，因为我真的很喜欢当我拥有开放的心态时所吸引到的东西。这些天使包括：热情、富足、教育、透彻、正直、玩耍、自由、责任、和谐、优雅和诞生。我发现，若要从左脑的评判思维中转移出来，抽天使卡是最简单、最有效的方式之一。

如果我必须选择一个词来形容右脑对外界的影响（作用），我就会选择"同情"。我希望你能扪心自问，富有同情心对你来说意味着什么？什么情况下你会更有同情心？同情心给你的身体带来了什么感受？

一般来说，大多数人对我们认为与自己平等的人充满同情。我们越是不执着于自己比别人强，我们对别人的态度就越慷慨。若我们能心怀同情，在面对他人的境遇时，我们就能心中有爱、不带评判之心。当看到无家可归之人或精神病患者时，我们不会怀有恐惧、厌恶和敌意，而会用开放的心接近他

---

1 www.innerlinks.com

们。回想一下最近一次你用诚挚的同情心对待某人或某事的情形。你内心的感受如何？富有同情心，就是用心胸开放的意识和愿意支持别人的心态，走进此时此地。

　　如果要选择一个词来形容右脑的内核给我带来的感受，我会选择"**喜悦**"。我的右脑因为能活着而感到兴奋！当我想到自己既能与宇宙合而为一，又能以独立的身份走进这个世界、做出积极的改变，就会产生敬畏感。

　　如果你失去了感受快乐的能力，放心，这个回路还在那，只不过被焦虑和恐惧抑制了。我是多么希望你能和我一样，丢下情感的包袱，回归到自然的喜悦状态中。进入这种平静状态的秘诀是，对于那些会"扰乱当下动觉和感官体验"的思虑、担忧和想法的认知回路，我们得有意愿及时叫停。然而最重要的是，我们对于平静的渴望，一定要比我们对"痛苦、自我和不能出错"所产生的依赖感更强烈。我很喜欢这句老话："你想要正确，还是想要快乐？"

　　我个人很喜欢快乐带给我身体的感觉，因此我会选择定期进入到这个回路中。我总是想，**如果幸福是选择，为什么会有人选择幸福之外的东西？**对此我只能聊作推测，我猜这是因为，我们中的大多数人并没有意识到我们可以选择，所以也就没有去磨炼选择的能力。中风以前，我觉得我就是脑的产物，对如何应答涌入身体的情感，没有什么自主权。在智力层面，我明白我可以监督和改变我的认知思维，但是却从没体悟，我可以主导如何感知自己的情感。没有人告诉我，我的生化反应只能控制我 90 秒，随后我就自由了。意识到这一点，我的生活将发生多么大的改变啊！

很多人没有选择幸福的另一个原因是，当我们感受到像愤怒、妒忌或者挫败这种强烈的负面情绪时，复杂的神经回路会在大脑中活跃起来，给人带来强大有力的感觉。我认识一些人，他们会有意识地选择经常启动愤怒神经回路，因为这样能让他们回忆起做自己的感觉。

习惯性地开启幸福回路与进入愤怒回路，对我来说同样的容易。事实上，从生物学角度来讲，幸福是存在于我们右脑中的一种自然状态。因此，我的幸福神经回路总是在运转，我能随时进入。反观愤怒回路，它并不总是在运行，只有我遇到某种威胁的时候，它才会被触发。而只要生理的应答从血液中消失，我就又能重获快乐。

总之，我们体验到的每一件事，都是我们细胞和神经回路的产物。一旦了解不同的神经回路给自己身体带来的感觉，就可以选择如何在这个世界上行事。个人而言，我非常厌恶恐惧和焦虑带给我身体的感觉。当这些情感涌入我的身体时，我感到非常不舒服，简直想要灵魂出窍。正是因为我不喜欢这些情感带给我的生理感觉，于是我很少陷入这类回路中。

有关对"恐惧"的定义，我最喜欢的一则是"看似真实的虚假设想"，我所有的想法无非是短暂的生理反应，当我记住了这一点，哪怕左脑中的"讲故事者"天马行空地发挥，并触发我的回路，我都不会那么容易受影响了。与此同时，当我记起我和宇宙合而为一时，恐惧就没那么有力量了。为了让自己远离愤怒触发或恐惧应答，我会刻意选择想要练习和触发的回路。为了减少恐惧或愤怒应答的能量，我会刻意不看恐怖电影，也不会和那些容易触发愤怒回路的人在一起。我会有意识地**做出**能直接影响我大脑回路的选择。既然我喜欢快快乐乐的，我就跟能让我开心的人在一起。

就像我之前提到的，身体的疼痛是一种生理现象，专门用来提醒我们的大脑，身体某处的组织受损了。重要的是，我们要意识到，我们能在感受到身体疼痛的同时，不陷入情感折磨的回路。这让我想起，孩子们在生病非常严重时有多么的勇敢。他们的父母可能一直沉浸在担惊受怕的情感回路中，但是孩子却能接受自己的疾病，没有那么夸张的负面情绪。忍受疼痛可能无法避免，但心灵是否要承受折磨却是一个认知选择。当孩子生病时，比起忍受病痛，对他们来说更难的往往是应付父母的悲伤。

对于所有生病的人其实都是如此。当你拜访患者时，请务必留心你触发的是哪类循环回路。死亡是所有人的必经之路。但请明白，右脑里蕴含永恒的安宁（深藏于内心意识中）。我发现，想要以一颗谦逊之心回到宁静的美好之中，最简单的方法就是心怀感恩。只要心怀感恩，生活就无比美好！

第二十章

呵护心灵的花园

中风的经历让我学到很多，何其幸运，我能拥有这次旅程。正是这次的创伤，让我有机会亲自见证有关人脑的一些事情，否则我简直无法想象，发生过的一切都是真的。我会永远对这些简单易懂的洞见充满感激——并不仅仅是为了我自己，也是为了这些洞见和可能性所带来的希望，即未来的人类将如何看待和培养大脑，继而影响我们在地球上的行为。

很感激您愿意和我一起踏上这次紧张兴奋的旅程。我真诚地希望，无论什么样的机遇使您读到了这本书，读罢之后您都能得到一些有关自己或他人的大脑的洞见。我的右脑心智让我相信，这本书会经您之手，流传给更多想要从中获益的人。

在每封邮件的结尾，我通常会引用一句爱因斯坦的名言。他说"我必须心甘情愿放弃我现在的样子，将来才能成为我想要的样子"，对此我深以为然。这场艰难的旅程让我明白，我在这个世界上的能耐，完全取决于我神经系统的完整性。一个个美丽的细胞，一条条的神经回路，这些不可思议的单个实体，在我的脑中交错纵横，编织了我的心智网，它们构成的意识集合使我的脑袋产生了知觉。正是由于神经的可塑性，以及它们的转移能力、改变与其他细胞连接的能力，才使我们能在行走于世时思维灵活、适应环境，并能选择在这个世界上想成为谁、想变成什么样。很幸运，昨天我们是谁，无法决定今天我们选择成为谁。

　　我把心灵的花园看作是宇宙赐予我的神圣之地，宇宙将其赐予我，让我在有生之年对其进行照料。只有我一个人是花园的管理人，我要和我 DNA 中的无数分子天才以及我所处的外界环境协同起来，共同照料这个存在于我脑中的小小空间。早些年的时候，我脑内生长的那些循环回路输入的内容非常有限，因为当时的花园还未繁盛，仅有泥土和种子。幸运的是，我们的 DNA 天才不是独裁者，再加上神经的可塑性、思维具有的能量，以及现代医学的奇妙，这个花园一定会开花结果。

　　无论我继承到的花园是什么样子，一旦我有意识地承担了照顾心灵花园的责任，我会选择悉心照料那些我想要栽培的神经回路，并修剪掉那些我不想要的。虽然刚发芽的杂草，更加容易被碾断，但只要凭借着决心和耐心，哪怕是已盘根错节的藤蔓，只要缺少能量滋养，最终也会因失去活力而枯萎。

　　我们整个社会的心理健康，是建立在构成它的所有大脑的健康之上的，我不得不承认，西方文明对拥有爱与平静的右脑人格的存在，是个挑战。显而易见，有这种感受的并非我一人，我见识了社会中数百万的美好的人，他们为了逃避普遍现实，通过非法使用毒品和酒精进行自我"治疗"。

　　我觉得甘地说得很对,"想让这个世界改变,就要成为改变本身"。我发现我们的右脑意识非常渴望我们能为了整个人类而纵身一跃、**步入正轨**(右脑),这样就能把地球变成我们想要的平静而充满爱的地方。

　　你的身体是 50 万亿分子天才的生命能量。在这个世界上,你想成为谁,你要如何做,每分每秒都取决于你,并且只取决于你。我鼓励你留心大脑里发生的事。请拥有自己的主权并为自己的人生挺身而出。你的人生将一片光明!

　　此外,当生命即将走到尽头时,我希望你将"希望"慷慨馈赠于世人,把你那美好的头脑捐给哈佛大学吧!

附录
中风康复建议

附录 A　10 项康复评估

1. 为了确保我可以看见、可以听到，你是否检查过我的双眼和双耳？

2. 我可以分辨颜色吗？

3. 我感知到的世界是三维立体的吗？

4. 我有时间意识吗？

5. 我能否确认身体的每个部分都是属于我的？

6. 我能区分某种特定的声响和背景杂音吗？

7. 我能拿到食物吗？我的手能打开食物容器吗？我的力气和灵活度能让我自行进食吗？

8. 我舒适吗？我暖和吗？渴吗？我有疼痛的感觉吗？

9. 我是否对感官刺激（光亮或者声响）过于敏感？如果是，请给我耳塞，以便我能入睡，并给我太阳镜，让我可以睁开双眼。

10. 我可以进行线性思考吗？我知道袜子和鞋子是什么吗？

我知道穿鞋之前要先穿袜子吗？

附录 B　我最需要的 40 件事

1. 我不蠢，只是受伤了，请尊重我。

2. 离我近点，说话慢点，发音清楚点。

3. 请你重复（你的话语和动作）——请你假设我一无所知，需要从头来过，请多重复几次。

4. 在你第 20 次教我某事时，请和第一次教我时一样有耐心。

5. 用开阔的心胸靠近我，把你的能量调低。请慢慢来。

6. 请明白，你的肢体语言和面部表情都在和我交流。

7. 请跟我眼神交流。我就在这里——来找我吧。请鼓励我。

8. 请别提高音量——我不聋，我只是受伤了。

9. 恰当地触碰我，请和我保持联结。

10. 重视睡眠的治愈力量。

11. 保护我的能量。我不喜欢谈话类的广播、电视或者神经紧张的来访者！请让拜访简短些（控制在 5 分钟内）。

12. 请在我有能量学新东西时刺激我的大脑，但要知道，少量刺激就可能很快使我筋疲力尽。

13. 用适龄的（幼儿）教育玩具和图书来教导我。

14. 用身体的运动感觉来让我体验这个世界。让我感受一切。（我又再次回到了婴儿的状态。）

15. 用"有样学样"的方式教导我学习。

16. 相信我一直在努力——只不过我不具备你的水平，也无法遵循你的时间表。

17. 请问我具有多个选项的问题，避免问我只需回答"是"或"否"的问题。

18. 请问我有特定答案的问题。给我时间在脑海中搜寻答案。

19. 不要通过我思考的速度来评估我的认知能力。

20. 对我温柔点，就像对待新生儿那样。

21. 直接对我讲话，不要跟我周围的人谈论我。

22. 为我鼓劲。相信我能完全康复，哪怕要花 20 年的时间。

23. 相信我的头脑能一直保持学习。

24. 把所有要完成的动作拆分成一个个小步骤。

25. 看清导致自己未能完成任务的阻碍是什么。

26. 向我清楚地表明下一个步骤是什么，这样我才知道努力的方向。

27. 请记住我必须完全掌握某个阶段的技能后，才能进展到下一个阶段。

28. 为我的每个微小进步庆祝。它们对我是很大的鼓舞。

29. 请不要替我完成我要说的句子，或为我说出我想不起来的单词。我需要锻炼我的脑袋。

30. 如果我无法找到头脑中的旧文档，我就要创建一个新的。

31. 我可能希望你知道，我懂得的比实际更多。

32. 把注意力放到我能做的那些事上，而不是哀叹我不能做什么。

33. 让我认识我的旧时生活。虽然我不能像以前那样弹奏乐器，但这并不代表我不能继续喜爱音乐或乐器。

34. 请记住虽然我丧失了一些能力，但是我收获了其他能力。

35. 请让我多多接触我的家庭、朋友，给我更多爱的支持。为我建立一个布满卡片和照片的拼贴墙吧，让我能时常看到。请为它们贴上标签，以便我经常重温。

36. 组建团队！请为我组建一个康复团队。把消息告知每个人，这样他们就会传递回爱。让他们了解我的情况，并请他们做一些具体的事来支持我，比如想象我轻松吞咽的样子，或是摇摆着自己的身体坐直的样子。

37. 爱我今天的样子。不要强求我回到过去。我的脑袋和以前不同了。

38. 请保护我，但不要阻碍我进步。

39. 让我看看我以前做事的视频，这对我如何说话、走路和做姿势是个提示。

40. 请记住药物可能让我觉得疲惫，也会损害我的能力，让我无法知道做自己是什么感觉。

哈佛脑库歌

1-800- 脑库！

嗨，我是一个大脑银行家，
我的工作是存储大脑。
我是一个大脑银行家，
拜托你把大脑存进来！

别担心，我不着急！
当你上了天堂，大脑却流连人间，
想象一下，你做了多么大的贡献呀！
你帮助人类找到了一把钥匙，
它能开启一扇治疗"精神失常"的大门。
快拨打 1-800- 脑库进行咨询吧，
先了解、后捐献，免费的哟！

哦，我是一个大脑银行家，
我的工作是存储大脑。
我是一个大脑银行家，
拜托你把大脑存进来！

图书在版编目（CIP）数据

半脑世界：一位脑科学家的中风体验 /（美）吉尔·泰勒著；黄蕾译.—长沙：湖南科学技术出版社，2023.12
书名原文：My Stroke of Insight: A Brain Scientist's Personal Journey
ISBN 978-7-5710-2490-1

Ⅰ.①半… Ⅱ.①吉… ②黄… Ⅲ.①中风—防治Ⅳ.① R743.3

中国版本图书馆 CIP 数据核字（2023）第 187040 号

Copyright© Jill Bolte Taylor, 2006
This edition published by arrangement with Viking, an imprint of Penguin Publishing Group,
a division of Penguin Random House LLC.
由湖南科学技术出版社与企鹅兰登（北京）文化发展有限公司
Penguin Random House（Beijing）Culture Development Co., Ltd. 合作出版
All rights reserved
著作权合同登记号：18-2023-114

"企鹅"及其相关标识是企鹅兰登已经注册或尚未注册的商标，未经允许，不得擅用
封底凡无企鹅防伪标识者均属未经授权之非法版本

BANNAO SHIJIE——YI WEI NAOKEXUEJIA DE ZHONGFENG TIYAN

半脑世界——一位脑科学家的中风体验

著　　者	[美]吉尔·泰勒	印　　刷	湖南省众鑫印务有限公司
译　　者	黄蕾		（印装质量问题请直接与本厂联系）
出 版 人	潘晓山	厂　　址	长沙县榔梨街道
责任编辑	谢俊木子　姜岚		梨江大道 20 号
责任美编	彭怡轩	邮　　编	410100
出版发行	湖南科学技术出版社	版　　次	2023 年 12 月第 1 版
社　　址	长沙市芙蓉中路一段 416 号	印　　次	2023 年 12 月第 1 次印刷
	泊富国际金融中心	开　　本	880mm × 1230mm 1/32
网　　址	http://www.hnstp.com	印　　张	7.5
湖南科学技术出版社天猫旗舰店网址		字　　数	143 千字
	http://hnkjcbs.tmall.com	书　　号	ISBN 978-7-5710-2490-1
邮购联系	0731-84375808	定　　价	58.00 元

版权所有·翻印必究